essentials

essentials liefern aktuelles Wissen in konzentrierter Form. Die Essenz dessen, worauf es als „State-of-the-Art" in der gegenwärtigen Fachdiskussion oder in der Praxis ankommt. *essentials* informieren schnell, unkompliziert und verständlich

- als Einführung in ein aktuelles Thema aus Ihrem Fachgebiet
- als Einstieg in ein für Sie noch unbekanntes Themenfeld
- als Einblick, um zum Thema mitreden zu können

Die Bücher in elektronischer und gedruckter Form bringen das Fachwissen von Springerautor*innen kompakt zur Darstellung. Sie sind besonders für die Nutzung als eBook auf Tablet-PCs, eBook-Readern und Smartphones geeignet. *essentials* sind Wissensbausteine aus den Wirtschafts-, Sozial- und Geisteswissenschaften, aus Technik und Naturwissenschaften sowie aus Medizin, Psychologie und Gesundheitsberufen. Von renommierten Autor*innen aller Springer-Verlagsmarken

Weitere Bände in der Reihe http://www.springer.com/series/13088

Andreas Leschnik

Wahrnehmung

Grundlagen, Clinical Reasoning und Intervention im Kindes- und Jugendalter

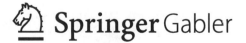 Springer Gabler

Andreas Leschnik
Großrosseln, Deutschland

ISSN 2197-6708 ISSN 2197-6716 (electronic)
essentials
ISBN 978-3-658-33278-5 ISBN 978-3-658-33279-2 (eBook)
https://doi.org/10.1007/978-3-658-33279-2

Die Deutsche Nationalbibliothek verzeichnet diese Publikation in der Deutschen Nationalbibliografie; detaillierte bibliografische Daten sind im Internet über http://dnb.d-nb.de abrufbar.

Planung/Lektorat: Eva-Maria Kania
Springer Gabler ist ein Imprint der eingetragenen Gesellschaft Springer Fachmedien Wiesbaden GmbH und ist ein Teil von Springer Nature.
Die Anschrift der Gesellschaft ist: Abraham-Lincoln-Str. 46, 65189 Wiesbaden, Germany

Was Sie in diesem *essential* finden können

- Grundlagen zum Thema Wahrnehmung
- Hypothetisch-deduktive Clinical Reasoning für Kinder und Jugendliche mit Wahrnehmungsstörungen
- Interventionsmöglichkeiten für Kinder- und Jugendliche mit Wahrnehmungsstörungen

Inhaltsverzeichnis

Einleitung

Um Wahrnehmungsstörungen diagnostizieren zu können, bedarf es mehrerer Aspekte: Ein solides Grundwissen über die Neuroanatomie, Neurophysiologie und Neuropsychologie sowie grundlegende Kenntnisse im Bereich des Clinical Reasonings, der Testpsychologie, in den Kommunikationstechniken, der Gesprächsführung für die Elternberatung und in der Anwendung der Therapie. Das Problem hierbei ist: Ein nicht einheitlicher Ausbildungsstandard, unökonomische bzw. wenig wissenschaftliche Befunderhebungsinstrumente und Schwierigkeiten in der „Verschlüsselung" der ICD-10.

Dabei soll doch die ICD-10 versuchen, Begriffe für Krankheiten zu bilden, Gründe für Probleme herauszukristallisieren und Therapieideen entwickeln. Aber wie kann man eine Therapieidee entwickeln, wenn keine adäquate Diagnose vorhanden ist? Es bleibt einem als Behandler nichts anderes übrig, als im Trüben zu fischen. Das heißt: Die Therapie kann dann zum einen aus Beobachtungen und Erzählungen aufgebaut werden. Das wäre dann ein narrativer Therapieansatz. Oder man nimmt standardisierte Testverfahren zur Hand. Die Subtests die zwei Standardabweichungen unterhalb des Leistungsniveaus liegen, könnten dann als Behandlungsansatz genommen werden. Das wäre dann ein psychometrischer Therapieansatz. Der psychometrische Ansatz therapiert allerdings nur eine Teilleistung. Bei diesem Therapieansatz ist der Effekt auf Partizipation und Umwelt nicht hoch. Die Kombination aus beiden Bereichen scheint dann doch eher sinnvoll zu sein. Aber das alles hört sich vage an, und schnell begibt man sich auf den Pfad der Unsicherheit. Dieses Buch soll dazu dienen, ein wenig Sicherheit im Umgang mit den Wahrnehmungsstörungen zu bekommen.

A. Leschnik, *Wahrnehmung*, essentials, https://doi.org/10.1007/978-3-658-33279-2_1

Wahrnehmung

2

2.1 Definition von Wahrnehmung

Wahrnehmungen beginnen in den Rezeptorzellen. Die meisten sensorischen Inputs nehmen wir als Empfindung wahr und identifizieren sie am Stimulus. So assoziieren wir z. B. das Gefühl von Wärme mit der Sonne. Die entscheidenden Merkmale einer Empfindung sind Lokalisation und ihre Eigenschaften. Diese werden von bestimmten Neuronen des entsprechenden Nervensystems, den Sinnesrezeptoren und den Zellen des Zentralnervensystems verschlüsselt.

Die Rezeptorzellen der Peripherie sind über sensorische Fasern mit dem Rückenmark, dem Hirnstamm, dem Thalamus und der Großhirnrinde verbunden. Anfangs werden die sensorischen Informationen seriell verarbeitet. In jedem weiteren System arbeiten solche seriellen Verbindungen parallel zueinander. Mit diesen seriellen/parallelen Verbindungen konstruiert das Gehirn unsere Wahrnehmung der Außenwelt. Unser Gehirn zeichnet die Umwelt nicht in dreidimensionalen Fotos auf, sondern es konstruiert vielmehr interne Repräsentationen externer physikalischer Ereignisse. So wird z. B. ein Ereignis in einzelnen Komponenten gleichzeitig in getrennten Nervenbahnen analysiert und zu einem Ganzen zusammengefügt.

Die Rezeption der Stimuli läuft bei allen Sinnen unterschiedlich ab. Allerdings haben alle sensorischen Reize drei Komponenten gemeinsam:

- Einen physikalischen Stimulus.
- Eine Ereignisfolge: Hier wird der Stimulus in Nervenimpulse übersetzt.
- Eine Reaktion auf den Stimulus, in Form einer Wahrnehmung oder einer internen Repräsentation.

© Der/die Autor(en), exklusiv lizenziert durch Springer Fachmedien Wiesbaden GmbH, ein Teil von Springer Nature 2021
A. Leschnik, *Wahrnehmung*, essentials,
https://doi.org/10.1007/978-3-658-33279-2_2

Unsere Wahrnehmungen unterscheiden sich qualitativ von den physikalischen Eigenschaften der Reize. Unser Nervensystem extrahiert aus einem Impuls nur bestimmte Informationen, andere werden weggefiltert. Diese Informationen werden dann mithilfe früherer Erfahrungen interpretiert. So empfangen wir z. B. Druckwellen, hören jedoch Wörter. Geräusche (auch Farben, Geruch und Geschmack) sind mentale Konstruktionen. Diese existieren als solche nicht außerhalb unseres Gehirns.

Kandell et al. (2012) fassen die wichtigsten Merkmale der Sinneswahrnehmung wie folgt zusammen: „Modalität, Intensität, Dauer und Lokalisation sind die wichtigsten Merkmale der Sinneswahrnehmung" (S. 378). Diese Merkmale sollen nun kurz erläutert werden.

Modalität

Es gibt sieben Sinnes-Modalitäten, diese sind:

1. Sehen
2. Hören
3. Gleichgewicht
4. Muskel- und Sehnenspindel
5. Berühren, Schmerz, Temperatur
6. Schmecken
7. Riechen

Intensität

Die Intensität der Wahrnehmung eines Reizes hängt von der Reizstärke ab. Die sog. sensorische Reizschwelle (niedrigste Intensität, welche ein Lebewesen registrieren kann) ist abhängig von Erfahrung, Ermüdung oder davon, in welchem Zusammenhang der Reiz auftritt. Der Leipziger Physiologe Ernst H. Weber (1834) entwickelte hierfür eine Formel. Diese sagt aus, dass der Unterschied zwischen zwei Reizen als proportional zur Stärke des Vergleichsreiz ansteigen muss, damit er wahrgenommen wird. So kann man leicht den Unterschied von 1 kg zu 2 kg wahrnehmen. Den Unterschied von 50 kg zu 51 kg wahrzunehmen fällt jedoch schwer. Proportional gesehen müsste hier vom ersten zum zweiten Stimulus die Kilogrammzahl sich auf 100 kg verdoppeln, um diese leicht wahrzunehmen (siehe Kandell et al. 2012, S. 378).

Dauer

Die Dauer einer Sinneswahrnehmung ist abhängig von der Dauer und der Stärke eines Reizes.

Tab. 2.1 Welche Informationen nehmen wir bevorzugt wahr? (Eigene Darstellung in Anlehnung nach Hofmann und Löhle 2004)

Auge	83 %
Ohr	11 %
Geruch	3,5 %
Tastsinn	1,5 %
Gleichgewicht und Kinästhetik	0,9 %
Geschmackssinn	0,1 %

Lokalisation

Die Fähigkeit, den Ort eines Reizes zu lokalisieren, hängt davon ab, wie gut zwischen zwei nacheinander folgenden Reizen diskriminiert werden kann.

Welche Informationen nehmen wir bevorzugt wahr?

Unser Wahrnehmungssystem arbeitet so, dass den verschiedenen Sinnen verschieden große Bedeutungen (siehe Tab. 2.1) bei der Informationsaufnahme zukommt.

Sinnesphysiologie 3

In der Sinnesphysiologie bezeichnet man als Sinnesmodalität Empfindungskomplexe wie Sehen, Hören, Riechen, Schmecken, Fühlen (mechanisches), Empfindung von Wärme und Kälte, Schmerz, Gelenkstellung und Lage im Raum. Tab. 3.1 zeigt die Modalitäten und die Sinnessysteme dazu.

3.1 Visuelles System

Das visuelle System ist der Teil eines Nervensystems, der mit der Verarbeitung von visueller Information beschäftigt ist. Das visuelle System umfasst das Auge mit Netzhaut (Retina), den Sehnerv, Teile des Thalamus und des Hirnstamms sowie die Sehrinde. Die Fovea ist die Stelle mit der größtmöglichen Abbildungsschärfe.

Von der Fovea geht rund die Hälfte des Sehnervs (II. Nervus opticus) zum Sehzentrum. Die restliche Hälfte des Sehnervs sind für das periphere System reserviert, das bis zu 90 komprimierte Bilder des Sehfelds pro Sekunde erfasst.

Subkortikale Sehverarbeitung
Die vier Quadranten des Auges werden unterschiedlich auf der Sehbahn abgebildet. Im Chiasma Opticum kreuzen die Sehbahnen ohne verschaltet zu werden. Danach wird der sensorische Reiz weitergeleitet in den Corpus geniculatum laterale (CGL = ein Kern des Thalamus). Dort findet eine Verrechnung mit anderen Sinnesreizen, wie z. B. den vestibulären Reizen statt. Von dort gehen die Informationen weiter in den primären visuellen Kortex.

© Der/die Autor(en), exklusiv lizenziert durch Springer Fachmedien
Wiesbaden GmbH, ein Teil von Springer Nature 2021
A. Leschnik, *Wahrnehmung*, essentials,
https://doi.org/10.1007/978-3-658-33279-2_3

Tab. 3.1 Modalitäten und
Sinnessysteme

Modalität	Sinnessystem
Sehen	Visuelles
Hören	Auditives
Gleichgewicht	Vestibuläres
Tiefensensibilität	Propriozeptives
Oberflächensensibilität	Taktiles
Schmecken	Gustatorisches
Riechen	Olfaktorisches

Kortikale Sehverarbeitung

Alles was im linken Gesichtsfeld projiziert wird (von beiden Augen), kommt in die rechte Hemisphäre des Occipitallappen und umgekehrt.

Visuelle Wahrnehmungsleistungen

a) Basisleistungen
b) Objektwahrnehmung
c) Farbwahrnehmung
d) Visuell-kognitive Wahrnehmung
e) Visuell-räumliche Wahrnehmung
f) Bewegungswahrnehmung

3.2   Auditives System

Als auditive, aurale oder akustische Wahrnehmung bezeichnet man die Sinneswahrnehmung von Schall durch Lebewesen.

Das Hörorgan von Menschen besteht aus den Ohren: Außenohr, Mittelohr und dem Innenohr. Das Außenohr besteht aus Ohrmuschel, Ohrläppchen und Gehörgang. Das Mittelohr besteht aus einem Hebelapparat mit drei Gehörknöchelchen (Hammer, Amboss, Steigbügel). Das Innenohr besteht aus Gehörschnecke und Gleichgewichtsorgan.

Gehörschnecke

Das Hörorgan von Menschen hat eine hohe spektrale Auflösung, da es in der Gehörschnecke Sinneszellen für viele verschiedene Frequenzen des Schalls enthält. Die „Hörfläche" liegt zwischen der unteren Grenze, der Hörschwelle und der oberen

Grenze, der akustischen Schmerzschwelle bei einem Schalldruckpegel von etwa 130 dB. Die „Hörschwelle" liegt zwischen den Punkten der tiefsten hörbaren Frequenz von 20 Hz und der höchsten hörbaren Frequenz, die je nach Alter bis maximal 20 KHz beträgt.

Subkortikale Hörverarbeitung

Bei Menschen wird Luftschall zunächst vom Luftmedium auf das mit Flüssigkeit gefüllte Innenohr übertragen. Dort wird die mechanische Energie an den inneren Haarsinneszellen in elektrische Energie umgeformt und danach in den Axonen des Hörnervs (VIII. Nervus vestibulochochlearis) in Form von Aktionspotenzialen ins Gehirn geleitet.

Auditive Wahrnehmungsleistungen

a) Schall-Lokalisation
b) Auditive Selektion
c) Auditive Separation
d) Auditive Differenzierung
e) Auditive Identifikation
f) Auditive Analyse und Synthese
g) Auditives Kurzeitgedächtnis

3.3   Vestibuläres System

Im Gleichgewichtsorgan von Lebewesen dienen verschiedene Sensoren der Wahrnehmung von linearen Beschleunigungen (einschließlich der Fallbeschleunigung) und Winkelbeschleunigungen.

Bogengänge

Die mit Endolymphe gefüllten Bogengänge bilden das Drehsinnorgan und stehen nahezu senkrecht zueinander und erfassen alle drei Dimensionen des Raums bei Drehbeschleunigungen des Kopfes.

Sacculus und Utriculus

Sacculus und Utriculus erfassen die translatorische Beschleunigung des Körpers im Raum. Sie stehen ebenfalls senkrecht zueinander, sodass der Sacculus auf vertikale und der Utriculus auf horizontale Beschleunigungen anspricht.

Subkortikale vestibuläre Verarbeitung
Die Verschaltung des Gleichgewichtsorgans mit den Augenmuskeln ermöglicht die
visuelle Wahrnehmung eines stabilen Bildes während gleichzeitiger Kopfbewegungen.

Kortikale vestibuläre Verarbeitung
Für die bewusste Orientierung im Raum sind neben dem Gleichgewichtssystem
auch das visuelle System und das propriozeptive System verantwortlich.

Kortikale Verarbeitung
Vestibuläre Reize werden subkortikal verarbeitet, bei Fehlverarbeitung von Sinnesreizen reagieren wir mit Schwindel und Übelkeit.

Vestibuläre Wahrnehmungsleistungen

a) Dreidimensionale Lagen im Raum (Bogengänge)
b) Vertikale Linearbeschleunigungen (Sacculus)
c) Horizontale Linearbeschleunigungen (Utriculus)

3.4   Propriozeptives System

Der Begriff Tiefensensibilität bezeichnet die Wahrnehmung bestimmter Reize aus
dem Körperinneren. Die propriozeptive Wahrnehmung basiert auf Rezeptoren in
Gelenken, Muskeln und Sehnen.

Subkortikale Verarbeitung
Wahrnehmung der Stellung und Bewegung des Körpers im Raum, durch Pro-
priozeptoren registrierte Informationen über Muskelspannung, Muskellänge und
Gelenkstellung bzw. Bewegung werden zum Teil auf Rückenmarkebene verschaltet.
Die Propriozeption gelangt u. a. über die sog. Hinterstrangbahnen im Rückenmark
zum Kortex.

Kortikale Verarbeitung
Propriozeptive Informationen werden im somatomotorischen und -sensorischen
Kortex gespeichert.

Propriozeptive Wahrnehmungsleistungen

a) Lagesinn
b) Kraftsinn
c) Bewegungssinn

3.5 Taktiles System

Als Oberflächensensibilität bezeichnet man die Erfassung von Reizen über in der Haut liegende Rezeptoren. Mit diesen können Druck, Berührung und Vibrationen sowie Temperatur und Schmerz empfunden werden. Die Oberflächensensibilität besteht aus einem protopathischen Anteil (Temperatur und Schmerz) und einem epikritischen Anteil (Tastschärfe).

Subkortikale protopathische Verarbeitung
Diese Informationen werden dem Gehirn über den Vorderseitenstrangbahnen des Rückenmarks ohne Zwischenschaltung direkt zugeleitet.

Subkortikale epikritische Verarbeitung
Diese Informationen werden dem Gehirn über den Hinterseitenstrangbahnen des Rückenmarks zugeleitet.

Kortikale protopathische und epikritische Verarbeitung
Beide Oberflächensensibilitäten werden im sensorischen Kortex verarbeitet.

Protopathische Wahrnehmungsleistungen

a) Schmerzempfinden
b) Temperaturempfinden

Epikritische Wahrnehmung

a) Feine Berührungen von Vibration und Druck
b) Zwei-Punkt-Diskrimination

Tab. 3.2 Olfaktorische
Wahrnehmungsleistungen

Grundgeruch	Geruchsnote mit Beispielen
Blumig	Rose, Jasmin
Fruchtig	Orange, Apfel
Grün	Heu, Gurke
Würzig	Pfeffer, Zimt
Holzig	Zedernholz
Harzig	Kiefer, Weihrauch
Animalisch	Schweiß, Moschus
Erdig	Erde, Schimmel

3.6 Olfaktorisches System

Die olfaktorische Wahrnehmung, auch Riechwahrnehmung, Geruchssinn oder olfaktorischer Sinn (von lateinisch olfacere = ‚riechen') genannt, ist die Wahrnehmung von Gerüchen. In der Riechschleimhaut können sich Moleküle von Riechstoffen an spezifische Rezeptormoleküle in der Membran von Riechzellen anlagern. Im Speichel auf der Oberfläche des Riechepithels enden die Riechzelle. Hier binden sich die Riechstoffmoleküle an die Rezeptormoleküle.

Subkortikale Verarbeitung
Der Mensch besitzt ca. 10 Mio. Riechzellen, die sich in 350 Typen unterscheiden. Über den Riechnerv (I. Nervus olfaktorius) werden die Signale direkt zum olfaktorischen Kortex weitergeleitet.

Kortikale Verarbeitung
Vom olfaktorischen Kortex werden Impulse an das limbische System geleitet. Welches für Gefühle zuständig ist. Tab. 3.2 zeigt die olfaktorischen Wahrnehmungsleistungen.

3.7 Gustatorisches System

Als gustatorische Wahrnehmung (von lateinisch gustare = ‚kosten, schmecken') wird das subjektiv erfahrene Erlebnis von Empfindungen des Schmeckens bezeichnet. Es wird durch Reizung spezifischer Sinnesorgane des Geschmacks hervorgerufen. Die Rezeptorzellen für verschiedene Geschmacksqualitäten sind beim Menschen in Geschmacksknospen angeordnet, die sich auf der Zunge, daneben auch in den Schleimhäuten von Mundhöhle, Rachen und Schlund befinden. Etwa 25 % der Geschmacksknospen sind auf den vorderen zwei Dritteln der Zunge angeordnet, weitere 50 % auf dem hinteren Drittel. Die übrigen verteilen sich auf Gaumensegel, Nasenrachen, Kehlkopf und die obere Speiseröhre.

Subkortikale Verarbeitung
Die Übertragung der Informationen von den (sekundären) Geschmackssinneszellen auf die Nervenzellen, die für die Weiterleitung ins Gehirn zuständig sind, ist noch ungeklärt. Die Geschmacksinformationen werden beim Menschen über die drei Hirnnerven Nervus facialis (VII), Nervus glossopharyngeus (IX) und Nervus vagus (X) ins Gehirn geleitet. Neben der hier geschilderten „Hauptroute" existieren vielfache Abzweige auf jeder Ebene der Verarbeitung. Diese führen unter anderem zum limbischen System.

Kortikale Verarbeitung
Im primären gustatorischen Kortex findet eine Integration mit anderen Sinneseindrücken, vornehmlich Tast- und Temperaturinformationen aus der Mundhöhle statt. Im sekundären gustatorischen Kortex werden die Geschmacksinformationen gespeichert.

Gustatorische Wahrnehmungsleistungen

a) Süß
b) Salzig
c) Sauer
d) Bitter
e) Umami (wohlschmeckend, würzig)

Verknüpfung der Systeme
Integrierte taktile, propriozeptive, auditive, gustatorische, olfaktorische und visuell-auditive Informationen sind entscheidend, um im orbitofrontalen Kortex eine Emotionskontrolle, Impulskontrolle und soziale Anpassung als Verhalten abzuspeichern.

Wahrnehmungsentwicklung 4

4.1 Pränatale Wahrnehmung

Etwa im mittleren Drittel der Schwangerschaft sind alle Sinnessysteme einigermaßen funktionsbereit. Die Reihenfolge der Entwicklungsbereiche ist: vestibulär, taktil, olfaktorisch, gustatorisch, auditiv und visuell.

Mit der Entstehung des Vestibularapparates und der Haut beginnt auch die Wahrnehmung und die Schulung dieser Bereiche, sodass diese die meisten „Erfahrungen" unter den Sinnessystemen sammeln.

Der Geruch- und Geschmacksinn sind gegen Ende der Schwangerschaft voll gegeben. Durch die Nahrungsaufnahme der Mutter verändert sich die amniotische Flüssigkeit. Somit lernt das Kind schon im Mutterleib verschiedene Gerüche und Geschmäcker kennen und entwickelt Vorlieben.

Das akustische System erlaubt es, bei 6 Monate alten Föten Bewegungen und Herzratenveränderungen durch akustische Stimulationen zu provozieren. Gegen Ende der Schwangerschaft ergeben sich differenzierte Reaktionen auf unterschiedliche vibroakustische Stimuli. Zwischen der 36. und 40. Schwangerschaftswoche ist das Gehör voll funktionstüchtig. Das Auge reagiert auf Stimuli eingeschränkter als die anderen Sinnessysteme (Tab. 4.1).

4.2 Postnatale Wahrnehmung

Das taktile System ist voll ausgeprägt. Der Säugling regiert auf Berührungen und empfindet Schmerz.

A. Leschnik, *Wahrnehmung*, essentials, https://doi.org/10.1007/978-3-658-33279-2_4

Tab. 4.1 Die häufigsten Bewegungsmuster während der Schwangerschaft. (Eigene Darstellung in Anlehnung an Largo 2019)

Schwangerschaftswoche	9	10	11	12	>
Schreckreaktion	X				
Schluckauf	X				
Arm bewegen		X			
Bein bewegen		X			
Kopf Extension		X			
Kopf Rotation		X			
Hand zum Gesicht		X			
Atembewegungen			X		
Körper Extension			X		
Mund öffnen			X		
Kopf Flexion			X		
Gähnen			X		
Trinken				X	

Ebenso das vestibuläre als auch das propriozeptive System. In letzterem wurde bereits erwiesen dass Säuglinge erkennen können, ob beobachtete Bewegungsmuster mit den gerade eigenen Bewegungen identisch sind.

Der Geruchs- und Geschmacksinn ist voll ausgeprägt. Ab einem Alter von 4 Monaten scheinen Säuglinge leicht salzige Flüssigkeiten gegenüber einfachem Wasser zu bevorzugen. Besonders bis zum 2. Lebensjahr werden süße Flüssigkeiten gemocht und saure Flüssigkeiten eher abgelehnt. Bei salzigen, sauren und bitteren Flüssigkeiten spielt die Konzentration der Geschmacksstoffe eine Rolle. Was in geringer Dosis durchaus positive Reaktionen auslöst, kann höher dosiert zu Abwehrreaktionen führen.

Das auditive System ist, wie bereits erwähnt, voll ausgereift. In diesem frühen Stadium sind Säuglinge bereits in der Lage, Phoneme unterschiedlicher Sprachen aufgrund ihrer physikalischen Merkmale zu unterscheiden. Ab der zweiten Hälfte des 1. Lebensjahres scheint diese Fähigkeit zugunsten einer Feinunterscheidung der bedeutungstragenden Phoneme der Muttersprache abzunehmen. Die wichtigsten Fortschritte in der auditiven Wahrnehmung sind im Verlauf des 1. Lebensjahres bei der Lokalisierung der Geräuschquelle zu verzeichnen. Auch wenn Säuglinge mit einem differenzierten akustischen Gehör ausgestattet sind und sie selbst feine Nuancen in komplexen Klangmustern erkennen können, richtet sich doch ihre Hauptaufmerksamkeit auf die menschliche Sprache.

Das visuelle System verbessert sich in den ersten 6 Monaten wesentlich. Das liegt zum einen daran, dass in der Sehgrube (der Ort des schärfsten Sehens) die Rezeptoren noch nicht so eng gebündelt sind. Zum anderen trägt die unvollständige Kontrolle der Augenmuskulatur dazu bei, dass die Linse nicht so stark gekrümmt werden kann. Ab dem 6. Lebensmonat sieht der Säugling richtig scharf, hat allerdings erst im Alter von 3 Jahren das Niveau eines Erwachsenen erreicht. Von Geburt an kann der Säugling das Lichtspektrum in blau, grün, gelb und rot aufteilen. Die Kontrastintensivität verbessert sich allerdings noch bis zum 6. Monat, das liegt daran, dass der Säugling dann auch schärfer sehen kann. Schon Neugeborene folgen Reizen mit den Augen, allerdings werden diese Bewegungen mit Sprüngen und zeitlichen Verzögerungen begleitet. Es ist zu vermuten, dass die Bewegungswahrnehmung noch subkortikal gesteuert wird. Erst ab dem 4. Lebensmonat lernt das Kind, Objekte kontinuierlich zu folgen. Die Fähigkeit, ein Bild im Gehirn zusammenzusetzen, ist in Vorläuferfunktionen ab dem 3. Lebensmonat möglich, entwickelt sich jedoch weiter bis zum 7. Lebensmonat. Die Tiefenwahrnehmung ist schon ab der dritten Woche vorhanden, ab dem 7. Lebensmonat voll ausgeprägt. Objekte werden schon ein paar Tage nach der Geburt wahrgenommen, so werden die engen Bezugspersonen am Haaransatz oder an der Kopfform identifiziert. Nach drei Monaten wird das Gesicht der Mutter schon auf einem Foto erkannt. Ab dem 6. Lebensmonat kann das Kind nun Gestaltgrenzen komplett erkennen.

Abschließend ist zu sagen, dass spätestens ab dem 6. Lebensmonat alle Sinnessysteme voll entfaltet sind. Mit der kognitiven Reifung und der Entwicklung müssen diese im Prinzip nur differenzierte Anpassungen vornehmen.

4.3 Von Reflexen und Reaktionen zum motorischen Verhalten

Mit der Geburt werden die engen Raumverhältnisse aufgegeben. Das Neugeborene kann sich aber keineswegs freier bewegen. Was ihm nun zu schaffen macht, ist die Schwerkraft. Im ersten Lebensjahr durchläuft ein Säugling einen Entwicklungsprozess, wozu ein Säugetier schon wenige Stunden nach der Geburt fähig ist. Deshalb sprechen wir auch beim Menschen von einer physiologischen Frühgeburt. Das liegt daran, dass das Gehirn des Neugeborenen unter dem Einfluss der Dominanz von subkortikalen Kernen steht. Das Verhalten des Säuglings ist durch primitive Muster gekennzeichnet. Mit zunehmender Gehirnreifung werden diese Verhaltensmuster gehemmt. Die Entwicklung vollzieht sich dabei in kraniokaudaler Richtung.

Diese Verhaltensmuster sind Relikte aus unserer Stammesgeschichte. Einige Reflexe sind für den Säugling geradezu lebenswichtig. Wird ein Säugling beispielsweise auf den Bauch gelegt, dreht es den Kopf zur Seite. Dieser Reflex stellt sicher, dass die Nasenatmung erhalten bleibt. Such-, Saug- und Schluckreflex gewährleisten die Nahrungsaufnahme. Der Hustenreflex verhindert, dass die Atemwege durch einen Fremdkörper verstopft werden.

Eine stammesgeschichtliche Besonderheit sind die Moro-Reaktion und der Greifreflex. Es ist erst seit 150 Jahren der Brauch, Säuglinge über Stunden alleine liegen zu lassen. Früher wurden sie immer herumgetragen. Bewegt sich die Mutter, fällt der Kopf des Säuglings nach hinten und löst so eine Moro-Reaktion aus. Der Säugling verstärkt dann seinen Griff. Diese Reaktion stellt sicher, dass der Säugling nicht von der Mutter fällt und uns Menschen mahnt mit dem Säugling, der noch nicht über eine ausreichende Kopfkontrolle verfügt, sorgfältig umzugehen. Es ist erwiesen, dass Kinder die in den ersten drei Monaten viel herumgetragen werden weniger schreien, als solche die alleine im Bett liegen.

Tab. 4.2 zeigt wie innerhalb des ersten Lebensjahres einige Reflexe und Reaktionen abgebaut werden, das Kind immer mehr an motorischer Kontrolle gewinnt und sich gegen die Schwerkraft aufrichtet. Einige Reaktionen und Reflexe bleiben ein Leben lang bestehen.

Die Vorstellung, dass Kinder bestimmte Entwicklungsstufen durchlaufen müssen, wie sie in Abb. 4.1 dargestellt sind, ist veraltet.

Die neue Vorstellung von Entwicklung sieht heute so aus:

- Entwicklung verläuft nicht linear, Sprünge zwischen den Stufen bilden keine Ausnahme
- Zum Beispiel lernt ein Teil von Kindern das freie Laufen ohne voran gegangene Entwicklungsschritte des flüssigen Krabbelns durchlaufen zu haben

Man geht heute davon aus, dass Kinder durchaus Entwicklungsstufen überspringen können und trotzdem eine normale Motorik entwickeln. Die häufigsten Entwicklungsstadien eines Kindes im ersten Lebensjahr sind in Abb. 4.2 dargestellt.

Tab. 4.2 Reflexe und motorisches Verhalten Schwangerschaft. (Eigene Darstellung in Anlehnung an Flehmig 2007)

	Tage			Monate												
	1	2	3	1	2	3	4	5	6	7	8	9	10	11	12	>
Magnetreflex																
Schreitreflex																
Placing-Reaktion																
Galant-Reflex																
Glabellarreflex																
Puppenaugenphänomen																
Halsstellreaktion																
Moro-Reflex 1. und 2. Phase																
Bauer Reaktion																
Tonischer Labyrinthreflex																
Asymmetrischer tonischer Nackenreflex																
Greifreflex palmar																
Greifreflex plantar																
Labyrinthstellreflex																
Seitlagerreaktion																
Landau Reaktion																
Stellreaktion																
Kopfheben aus Rückenlage																
Sprungbereitschaft																
Gleichgewichtsreaktion Bauchlage																
Gleichgewichtsreaktion Rückenlage																
Gleichgewichtsreaktion im Sitzen vorne																
Gleichgewichtsreaktion im Sitzen Seite																
Gleichgewichtsreaktion im Sitzen hinten																
Gleichgewicht Vierfüßlerstand																
Stehen ohne Gleichgewicht																
Stehen mit Gleichgewicht																
Gehen ohne Gleichgewicht																
Gehen mit Gleichgewicht																

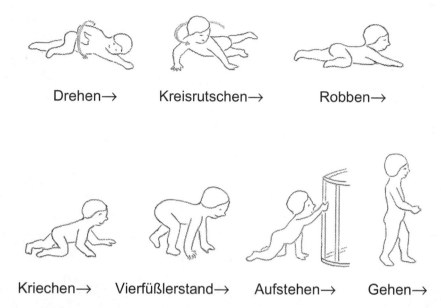

Drehen→   Kreisrutschen→   Robben→

Kriechen→ Vierfüßlerstand→ Aufstehen→ Gehen→

Abb. 4.1 Alte Vorstellung der grobmotorischen Entwicklung im ersten Lebensjahr. (Eigene Darstellung in Anlehnung an Largo 2019)

Tab. 4.3 zeigt das zeitliche Auftreten der grobmotorischen Entwicklung. Abb. 4.3 zeigt das zeitliche Auftreten des freien Gehens.

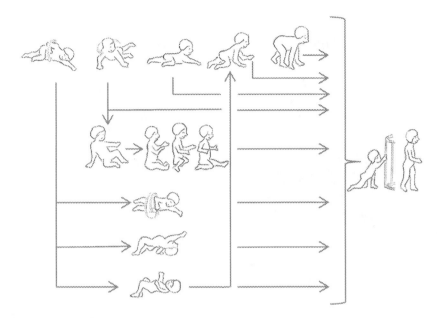

Abb. 4.2 Neue Vorstellung der grobmotorischen Entwicklung im ersten Lebensjahr. (Eigene Darstellung in Anlehnung an Largo 2019)

Tab. 4.3 Zeitliches Auftreten der grobmotorischen Entwicklung. (Eigene Darstellung in Anlehnung an Largo 2019)

Alter (Monate)	0	1	2	3	4	5	6	7	8	9	10	11	12	13	14	15	16	17	18	19	20
Dreht sich zur Seite			▓	▓	▓	▓															
Dreht sich auf den Bauch					▓	▓	▓	▓													
Dreht sich auf den Rücken						▓	▓	▓	▓												
Robbt								▓	▓	▓	▓										
Kriecht								▓	▓	▓	▓	▓									
Setzt sich auf									▓	▓	▓	▓	▓								
Steht auf										▓	▓	▓	▓	▓							
Geht an Möbeln lang									▓	▓	▓	▓	▓	▓	▓	▓					
Geht frei												▓	▓	▓	▓	▓	▓	▓	▓	▓	
Geht sicher												▓	▓	▓	▓	▓	▓	▓	▓	▓	▓

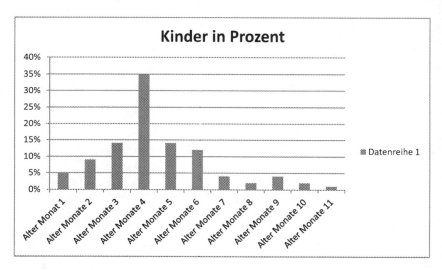

Abb. 4.3 Zeitliches Auftreten des freien Gehens. (Eigene Darstellung in Anlehnung an Largo 2019)

Entwicklungsmodelle 5

5.1 Entwicklungsstufen nach Piaget

In Tab. 5.1 werden die die Entwicklungsstufen nach Piaget dargestellt.

5.2 Stadien der sensomotorischen Phase

In Tab. 5.2 werden die Stadien der sensomotorischen Phase nach Piaget veranschaulicht.

5.3 Entwicklungsstufen des 1. Lebensjahrs nach Affolter

1. Modale Stufe (0–3. Lebensmonat)
Hier erfolgt die Reizaufnahme isoliert und unabhängig.

- Reflektorische Reaktion, kurzes Innehalten (1. Lebensmonat)
- Fixieren, festhalten (2. Lebensmonat)
- Verweilen (3. Lebensmonat)

Tab.5.1   Entwicklungsstufen nach Piaget. (Eigene Darstellung in Anlehnung an Piaget 1995)

0–2 Jahre	Sensomotorische Phase	Sensorische und motorische Funktionen werden erworben, geübt und differenziert. Das Kind setzt sich aktiv mit der Umwelt auseinander, sammelt eigene Erfahrungen durch Körpereinsatz
2–4 Jahre	Vorbegrifflich symbolisches Denken	Übergang von den motorischen zu geistigen Operationen, Vorstellung, Verinnerlichung, Nachahmung, Symbolspiel, Interesse an Gleichaltrigen: Parallelspiel
4–7 Jahre	Anschauliches Denken	Spiel wird realitätsbezogener, Objekte und Handlungen formen sich zu Bildern und Gedanken. Reproduktion der eigenen Wahrnehmungen im Rollen- und Gruppenspiel, beim Bauen, Malen, Gestalten. Magisches-symbolisches Denken. „Warum" Fragen, von eigener subjektiver Wahrnehmung abhängig, kann keinen andern Standpunkt annehmen
7–11 Jahre	Die konkreten Operationen	Kann sich von eigener Wahrnehmung lösen und einen anderen Standpunkt nachvollziehen, logisches Denken. Kann vor- und rückwärts Denken, Aufgaben strukturieren. Kann mit Vergangenheit, Gegenwart und Zukunft umgehen
Ab 11 Jahre	Formale Operationen	Abstraktes Denken, aufstellen von Hypothesen

2. Intermodale Stufe (3.–4. Lebensmonat)
Hier werden mehrere Sinnesmodalitäten koordiniert.

- Das Kind hat Folgendes begriffen:
    - Es kann Dinge fühlen und sehen.
    - Es kann Dinge ergreifen, die es sieht.

Tab. 5.2 Stadien der sensomotorischen Phase. (Eigene Darstellung in Anlehnung an Piaget 1995)

0.–1. Monat 1. Stadium	Betätigen und Üben der Reflexe	Sensorische Reize: Nahrung für die angeborenen Reflexe (Bewegungs- und Verhaltensschemata) Instinkthandlungen
1.–4. Monat 2. Stadium	Zufallshandlungen Einfache Gewöhn- und primär Zirkulärreaktionen	Funktionsschulung um der Funktion willen, ohne Objektbezug. Von Anregungen und Zuwendung der Umwelt abhängig, direkter Kontakt. Erste Koordination der vorhandenen Funktionen
4.–8. Monat 3. Stadium	Aktive Wiederholungen Sekundäre Zirkulärreaktion	Objektbeziehung, Wiederholen erfolgreicher Handlungen, intermodale Leistungen, Koordination vorhandener Schemata. Erwerb einfacher Handlungsschemata
1.–12. Monat 4. Stadium	Anwendung bisher erworbener Handlungsschemata. Verknüpfung: Mittel und Zweck	Neue Variationen, Kombinationen, Übertragungen. Beziehungen zwischen zwei Objekten, räumliche Beziehung. Nachahmung, zielgerichtetes Handeln, Ursache-Wirkung, Seriale Leistungen, Überwinden von Hindernissen
12.–18. Monat 5. Stadium	Aktives Ausprobieren, Experimentieren, tertiäre Zirkulärreaktion	Problemlösung über Ausprobieren, Experimentieren, Versuch und Irrtum, Erfahren der eigenen (sensomotorischen) Grenzen und Möglichkeiten
18.–24. Monat 6. Stadium	Erfinden neuer Handlungsschemata durch geistige Kombinationen	Verinnerlichung der sensomotorischen Erfahrungen, Handlungsplanen ohne vorheriges Ausprobieren

- – Es kann Dinge hören und sehen.
- – Es kann Dinge hören, sehen und greifen.
- = Die Auge-Hand-Koordination entwickelt sich.
- • Notwendig für die Auge-Hand-Koordination sind:
  - – Kontrollierbare motorische Fähigkeiten.
  - – Kopfkontrolle in allen Positionen.

- Zusammenkommen beider Hände.
- Greifen, Betasten, Bewegen und zum Mund führen von Gegenständen.
- Auf ein Ziel hin ausgerichtet Bewegungen.
- Beherrschung der Regel der Wegnehmbarkeit.

3. Supramodale Leistungen (4.–7. Lebensmonat)

- Die Manipulation mit Gegenständen wird differenziert.
- Folgende Zusammenhänge werden erkannt und ausprobiert:

Ich – Gegenstand – Gegenstände zueinander.
Beziehungen zwischen den Gegenständen werden erlernt, wie:

- Herausholen
- Hineinbringen
- Wegnehmen
- Zusammenbringen

4. Seriale Leistungen (8.–12. Lebensmonat)

Man spricht von einer Serie, wenn sich mindestens drei Reize einer bestimmten Ordnung folgen. Ziel ist es, Reize in eine sinnvolle Reihenfolge zu bringen, welche sich zu Handlungsabläufen ordnen und verbinden. Diese werden im Gedächtnis abgespeichert.

Auf dieser Stufe beginnt das Kind:

- Zeitliche und räumliche Reihenfolgen zu bilden.
- Nachahmung von Bewegungen, Lauten und Handlungen zu vollziehen.
- Umwege zu planen, z. B. Schublade zu öffnen um Spielzeug herauszuholen.
- Um die Permanenz eines Gegenstandes zu wissen (obwohl es einen Gegenstand nicht sieht, weiß es das er da ist).
- Gezielt zu agieren.
- Gespeicherte Handlungsschemata abzurufen.

Das Kind entwickelt jetzt die Voraussetzung, seine Umwelt (Raum, mehrere Räume) zu erforschen bzw. zu erobern. Dies soll nach Affolter die Voraussetzung für Sprache sein.

Wahrnehmungsstörungen

6

Wir sprechen von einer Wahrnehmungsstörung, wenn die Reizaufnahme ab dem Rezeptor bis hin zur Verarbeitung auf der Großhirnrinde gestört ist. Tritt ein „Fehler" in diesem sog. „Bottom-up"-Prozess auf, liegt eine sensorische Verarbeitungsstörung vor. Diese ist aber leider nicht genau nachvollziehbar, auch nicht mit bildgebenden Verfahren oder mit einer Messung der Nervenimpulsgeschwindigkeit. Die bildgebenden Verfahren können nur die kortikalen Strukturen sichtbar machen. Leuchtet ein bestimmtes Areal bei einer Aktivität nicht auf, kann dies eine Hypothese für eine Dysfunktion in diesem Gebiet sein. Eine andere Hypothese wäre, ob der neuronale Pfad zum Areal defekt ist. Hier benutzt man dann die Messung der Nervenleitgeschwindigkeit. Es wird versucht herauszufinden, ob der Stimulus von der Rezeptorquelle im Areal ankommt. Wenn der Stimulus ankommt, weiß man, dass die Nervenbahn in Ordnung ist, aber noch lange nicht, wie der Reiz zwischendurch verarbeitet wurde. Also ist unklar, warum das Areal reagiert oder nicht reagiert. Vielleicht kommt der Reiz unverschlüsselt an und das Areal findet den Code dafür nicht? Es ist einfach, in diesem Moment zu sagen, das Gehirnareal 41 hat eine Dysfunktion. Aber spätestens bei der Therapie wird man feststellen, wenn man die Randgebiete des defekten Areals aktivieren möchte, um eine neurophysiologische Kompensation herzustellen, dass dies nur bedingt möglich ist. Handelt es sich um Hirninfarkte mit Einblutungen, sind die Diagnose und die Therapie einfach. Besteht aber ein intakter Kortex und trotzdem stimmt etwas nicht mit der Verarbeitung, wird auch von einer Wahrnehmungsstörung gesprochen. Das ist eine Grauzone, da immer noch nicht viel über die subkortikale Verarbeitung des Gehirns bekannt ist, welches eine wesentliche Rolle bei der Verarbeitung von Sinnesreizen spielt. Um Wahrnehmungsstörungen besser zu verstehen, sollten wir uns folgende Fragen stellen:

© Der/die Autor(en), exklusiv lizenziert durch Springer Fachmedien Wiesbaden GmbH, ein Teil von Springer Nature 2021
A. Leschnik, *Wahrnehmung*, essentials,
https://doi.org/10.1007/978-3-658-33279-2_6

1. Welche Modalität ist auffällig?
2. Wie Intensiv wird der Reiz erlebt?
3. Wie wird der Reiz unterschieden?
4. Welche Funktionen sind dadurch beeinträchtigt?

Zu 1: Welche Modalität ist auffällig?

Insgesamt haben wir 7 Sinnesmodalitäten:

- Sehen (visuell)
- Hören (auditiv)
- Gleichgewicht (vestibulär)
- Muskel- und Sehnenspindel (propriozeptiv)
- Berühren (taktil)
- Schmecken (gustatorisch)
- Riechen (olfaktorisch)

Zu 2: Wie intensiv wird der Reiz erlebt?

Auch dies erkennt man beim Kind sehr schnell. Zum einen kann das Kind am Reiz „kleben", d. h., es wiederholt den Stimulus exzessiv. Wie z. B. permanentes Drehen im Kreis, Spielen an den Fingern, Rumzappeln, Laufen, auf dem Boden Rutschen usw. Dieses Verhalten kann man schnell einordnen, weil oft keine adäquate Handlung mit dieser Stimulation verbunden ist.

Das Gegenteil des Klebens am Reiz ist, sich den Reizen überhaupt nicht auszusetzen, d. h. einen Stimulus zu vermeiden. Wie z. B. nicht schaukeln zu wollen, sich nicht schmutzig zu machen, immer die gleichen Speisen zu essen usw. Im Gegensatz zu den o. g. Kindern werden hier Handlungen vermieden.

Die Integrationstherapie spricht hier von einer sensorischen Dormanz oder Defensivität bei Kindern. Wobei die defensiven Kinder oftmals ein zu hohes und die dormanten Kinder ein zu niedriges Erregungsniveau haben.

Reagiert also ein Kind zu stark oder zu schwach auf sensorische Reize oder schwanken seine Reaktionen unverhältnismäßig stark, sprechen wir von einer sensorischen Modulationsstörung, weil die biologischen Systeme nicht mehr die Ordnung und Balance erhalten. Modulation ist der Prozess, durch den das ZNS die Errgebarkeit und Reaktivität neuronaler Schaltkreise ändert. Hier die vier häufigsten Modulationsstörungen:

- Taktile Defensivität
- Schwerkraftunsicherheit
- Abwehrreaktion auf Bewegungen

• Beeinträchtigung der sensorischen Registrierung

Zu 3: Wie wird der Reiz unterschieden?
Reize im Alltag zu unterscheiden ist wichtig, damit man seine Umwelt erkennen kann. Wenn man z. B. vor einer Ampel steht und die Farben nicht unterscheiden dann, dann kann es passieren, dass man bei Rot losläuft. Man reagiert also willkürlich auf einen Reiz, mal passt es, mal passt es nicht. Irgendwann kann der Reiz vom Gehirn nicht mehr adäquat zugeordnet werden und es kommt zum Verknüpfen von falschen Handlungen zu einer Situation, ein sog. Fehlverhalten. Jede Sinnesmodalität hat eine oder mehrere Diskriminationsfähigkeiten, die hier zunächst oberflächlich aufgezählt werden.

• Sehen: Bewegung, Form (Gestalt) und Farbe
• Hören: Reihenfolge, Ort, Tonhöhe, Lautstärke
• Gleichgewicht und Haltung
• Muskel- und Sehnenspindel: Bewegung, Haltung und Kraft
• Berührung: Schmerz, Temperatur, Oberflächen
• Schmecken: süß, sauer, salzig, bitter, unami
• Riechen: blumig, fruchtig, würzig, holzig, erdig (der Mensch kann bis an die 10.000 Gerüche wahrnehmen)

Zu 4: Welche Funktionen sind dadurch beeinträchtigt?
Man kann an der o. g. Auflistung sehr schnell erkennen, dass nie nur ein Sinnessystem arbeitet, sondern dass es immer eine Verknüpfung von mehreren Sinnesmodalitäten gibt. Dies nennt man Intermodalität. Nehmen wir hierzu ein Beispiel: Wenn man jemandem sagt, er solle die Augen schließen, den Arm ausstrecken und die flache Hand nach oben drehen, wird er dies ohne Weiteres tun. Sein Gleichgewicht wird ihn halten, und er kann die Bewegung durch seine Muskeln und Sehnenspindel ausführen. Legt man ihm dann einen Apfel auf seine ausgestreckte Hand, kann er evtl. durch das Gewicht und über die Oberfläche feststellen, was es sein könnte. Wenn man ihn aber fragt, um welche Sorte es sich handelt (Granny Smith), muss er hierfür das visuelle System benutzen. Öffnet er die Augen, kann er erkennen, um welche Sorte es sich handelt und sich ins Gedächtnis rufen, dass er säuerlich schmeckt und fruchtig riecht.
Die Sensorische Integrationstherapie und die Affolter-Methode haben folgende Funktionsstörungen in Kombination mit den Sinnesmodalitäten aufgestellt:

- Aus einer Störung im taktilen und dem propriozeptiven System kann eine grob- und feinmotorische Somatodyspraxie (gestörte Händlungsplanung) entstehen.
- Aus einer Störung im vestibulären und propriozeptiven System kann eine postural-occulare Bewegungsstörung (Störung der einfachen Bewegungsläufe wie Streckung, Beugung, Drehung) entstehen.
- Durch eine Störung der postural-occularen Bewegungsabläufe kann eine Bilaterale Integrations- (Koordination der rechten und linken sowie der oberen und unteren Köperhälften) und Sequenzzierungsstörung (einfache Bewegungsabläufe wie Ball fangen) entstehen.
- Aus einer Störung im visuellen, taktilen und propriozeptiven System kann eine Visuodyspraxie (Störung der visuell-räumlichen Handlungsplanung) entstehen.
- Aus einer Störung der zentral-auditiven Verarbeitung (Störung der auditiven Wahrnehmung) kann eine Dyspraxie auf verbale Anweisungen und/oder eine Sprachverarbeitungsstörung entstehen.

Um eine Diagnostik in eine logische Reihenfolge zu bringen, wird nachfolgend das hypothetisch-deduktive Clinical Reasoning mit seinen sechs Schritten eingesetzt.

Pre-Assessment-Image
Im Pre-Assessment-Image haben wir drei Beobachtungskriterien:

a) Name
b) Alter
c) Diagnose

Zu a: Name
Der Name gibt einen Hinweis auf das Geschlecht des Patienten. Zudem gibt der Name einen Hinweis zur Prävalenz beider Geschlechter. Über die Prävalenz und Inzidenz liegen für viele Teilleistungsstörungen keine verlässlichen Daten vor. Das liegt daran, dass die Wahrnehmung zu schwammig definiert ist. Eine neuere Prävalenzschätzung nimmt an, dass eine Lese- und Rechtschreibstörung zehnmal häufiger vorkommt als eine NSL (Nichtsprachliche Lernstörung). Vor diesem Hintergrund wären etwa 0,5 % bis 1 % der Kinder von einer NSL betroffen. Mehrere aktuelle Studien zeigen eine jungenlastige Auftretungshäufigkeit von 2:1 bis 3:1. Die AOK (2016) hat folgende Rate auf 1000 Patienten bei einer sensomotorisch-perzeptiven Behandlung (Tab. 7.1) veröffentlicht:

Zu b: Alter
Das Alter gibt uns zum einen an, wo der Patient in seiner Entwicklung der Wahrnehmung stehen müsste und wie schwer er betroffen sein könnte. Zum anderen in

Tab. 7.1 Patientenrate auf 1000 Patienten (AOK 2016)

Alter	Jungen	Mädchen
00–04 Jahre	0,8 %	0,4 %
05–09 Jahre	9,5 %	4,1 %
10–14 Jahre	3,8 %	1,9 %
15–19 Jahre	0,7 %	0,5 %

welchen Institutionen (Kiga, Schule, zu Hause etc.) er sich befindet. Dies hilft uns einzuordnen, woher das Problem kommen und wie gravierend es sein könnte.

Zu c: Diagnose

- Unter der Rubrik **R** in der **ICD-10 GM** finden wir unter **R40** bis **R46:** „Symptome, die das Erkennungs- und **Wahrnehmungsvermögen,** die Stimmung und das Verhalten betreffen."
- Die Position **R44.**8 lässt hier den Spielraum offen, sämtliche Wahrnehmungsstörungen zu klassifizieren: „Sonstige und nicht näher bezeichnete Symptome, die die Sinneswahrnehmungen und das Wahrnehmungsvermögen betreffen."

Unter der R44.8 kann man die verschiedene Wahrnehmungsstörungen verschlüsseln:

- Modulationsstörungen
- Diskriminationsstörungen
- Olfaktorische und gustatorische Wahrnehmung

Die Funktionsstörungen lassen sich wie folgt verschlüsseln:

F80.20	Auditiv
F81.9	Visuell
F82.0	Taktil-Propriozeptiv (grobmotorische Entwicklungsdyspraxie)
F82.1	Taktil-Propriozeptiv (feinmotorische Entwicklungsdyspraxie)
F82.0	Vestibulär-Propriozeptiv postural-occulare Bewegungsstörung Sequenzierungsstörung, Bilaterale Integrationsstörung (grobmotorische Koordinationsstörung)
F82.1	Visuell-Taktil-Propriozeptiv (Visuodyspraxie)
F82.2	Taktil-Propriozeptiv (Mundmotorik)

Für die F80.- (umschriebene Entwicklungsstörungen) müssen die diagnostischen Kriterien der ICD-10 und des Multiaxialen Klassifikationsschemas (MAKS) n. ICD-10 eingehalten werden.

Arbeitshypothese
Wie könnte die erste Arbeitshypothese aussehen?
„Hat das Kind eine Wahrnehmungsstörung? Und wenn ja, welche?" Und wenn das Kind schon zur Schule geht, wäre hier evtl. die Frage zu klären: „Warum kommt das Kind erst jetzt in Therapie?"

Cue Acquisition
Bei der Cue Acquisition haben wir drei Beobachtungskriterien:

a) Befragung
b) Beobachtung
c) Untersuchung

Zu a.: Befragung
Die Befragung sollte in zwei Schritten durchgeführt werden:

1. Qualitativ: Narratives Interview (Formular 1), Anamnesebogen (Formular 2)
2. Quantitativ mit Fragebögen: COPM (Formular 1), Verlaufsbogen (Formular 3), Fragebogen (Formular 4)

Zu b.: Beobachtung
Der Patient wird in verschiedenen Sozialformen (Institution, zu Hause) in seiner:

• Funktion, in seiner Partizipation und mit dem Einfluss der Umweltfaktoren

beobachtet.

Zu c.: Untersuchung
Die Untersuchung dient der Differentialdiagnostik, um andere Krankheitsbilder auszuschließen.

• Neurologische Störungen
• Physiologische Seh- und Hörstörungen
• Nonverbaler IQ < 70

3. Hypothesenbildung
Hypothesen können wie folgt aussehen:
Hypothese 1 Grafomotorik:

- „Immer wenn das Kind schreibt, dann drückt es den Stift so fest auf das Blatt, dass die Mine abbricht"

These:

- Das Kind hat eine taktile Diskriminationsstörung

Antithese:

- Das Kind hat keine taktile Diskriminationsstörung

Hypothese 2 Grafomotorik:

- „Immer wenn das Kind schreibt, dann drückt es den Stift so fest auf das Blatt, dass die Mine abbricht"

These:

- Das Kind hat eine propriozeptive Wahrnehmungsstörung

Antithese:

- Das Kind hat keine propriozeptive Wahrnehmungsstörung

Cue Interpretation
Bei der Cue Interpretation kommen standardisierte Fragebögen und/oder Testverfahren, zum Überprüfen von:

- Funktion
- Partizipation
- Einfluss der Umweltfaktoren

zum Einsatz.

Überprüfung Hypothesen: Modulationsstörung

- Die taktile Defensivität kann über einen normierten Fragebogen erfasst werden.
- Die Schwerkraftunsicherheit kann über die Anamnese und über den Verlaufsbogen überprüft werden.
- Die Abwehrreaktion auf Bewegungen kann über die Anamnese, den Verlaufsbogen und über einen verlängerten Nystagmus im SIPT überprüft werden.

Überprüfung Hypothesen: Diskrimination

- Taktil: SIPT
- Die Beeinträchtigung der Diskrimination der anderen Sinnessysteme kann nur über den Verlaufsbogen überprüft werden

Überprüfung Hypothesen: Funktionsstörungen

Visuell	FEW-3 / SIPT/ Farbtafeln
Auditiv	ZAV/BISC/BAKO
Taktil	SIPT
Vestibulär	SIPT/G.B
Propriozeptiv	SIPT/G.B
Gustatorisch	Kein Test vorhanden
Olfaktorisch	Kein Test vorhanden

Testabkürzungen

ZAV:	Screening der zentral auditiven Verarbeitung
BAKO:	Basis-Kompetenzen (n 876)
BISC:	Bielefelder Screening (n 1120)
FEW-3:	Frostig Entwicklungstest der visuellen Wahrnehmung dritte Edition (n 1436)
Farbtafeln:	nach Velhagen
SIPT:	Sensory Integration and Praxis Tests (n > 2000)
G.B.:	Klinisch gezielten Beobachtungen

Hypothesenevaluation
Auswertung der Fragebögen und Testverfahren

- Vergleichen mit der Norm
- Abweichung von der Norm (mindestens 2 Standardabweichungen)

Festlegen einer therapeutischen Diagnose
Im letzten Schritt wird die therapeutische Diagnose festgelegt. Sie ist auch gleichzu-
setzen mit einer therapeutischen Intervention. Modulations-, Diskriminations- und
Sinnesfunktionsstörungen können in der ICF-CY wie folgt verschlüsselt werden

ICF-CY Funktion: Wahrnehmung

- b1470 psychomotorische Kontrolle (Modulationsstörung)
- b156 Funktionen der Wahrnehmung (Diskriminationsstörung)
- b210–279 Sinnesfunktionen (visuell, auditiv etc.)

mit der jeweiligen Beurteilungsmerkmal 0–4 hinter der Schlüsselnummer. Für
die Hypothesen 1 und 2 könnte dies wie folgt aussehen: b260.4 und b270.4.

ICF-CY Partizipation: Wahrnehmung
d820 Die Zulassung zu Schule und Bildung zu erlangen, an allen schulbezogenen
Pflichten und Rechten teilzuhaben und die Lehrgangsstoffe, -inhalte und andere
curriculare Anforderungen der Programme der Primar- und Sekundarstufenbildung
zu erlernen. Einschließlich regelmäßig am Unterricht teilzunehmen, mit anderen
Schülern zusammenzuarbeiten, Anweisungen der Lehrer zu befolgen, die zugewie-
senen Aufgaben und Projekte zu organisieren, zu lernen und abzuschließen und zu
anderen Stufen der Bildung fortzuschreiten.

ICF-CY Partizipation: Vorankommen in einem Programm der Schulbildung
Für die Hypothesen 1 und 2 könnte dies wie folgt aussehen: d8202.**4424** Tätigkeiten
ausführen, die dazu beitragen, Programmanforderungen zu erfüllen, Prüfungen zu
bestehen oder andere Beurteilungsprozesse zu bewältigen, die zum Erlangen einer
Schulbildung relevant sind.

ICF-CY Umweltfaktoren: Fachleute der Gesundheitsberufe
Für die Hypothesen 1 und 2 könnte dies wie folgt aussehen: e355. **+4** Alle Dienst-
leistungserbringer, die im Gesundheitssystem arbeiten, wie Ärzte, Pflegekräfte,
Physiotherapeuten, **Ergotherapeuten**, Sprachtherapeuten, Audiologen, Hersteller
von Orthesen und Prothesen, Sozialarbeiter im Gesundheitswesen usw.

ICF-CY Umweltfaktoren: Autoritätspersonen
Für die Hypothesen 1 und 2 könnte dies wie folg aussehen: e330.**4** Personen mit
Entscheidungsverantwortung für andere, die infolge ihrer sozialen, ökonomischen,
kulturellen oder religiösen Rollen in der Gesellschaft sozial definierten Einfluss
oder Befugnisse haben, wie **Lehrer,** Arbeitgeber, Supervisoren, religiöse Führer,
Vertreter im Amt, Vormund, Treuhänder.

Grundlagen einer Therapie

Vor Beginn einer Therapie sollte man sich Gedanken machen, welcher Lerntyp bei einem Kind vorliegt (nach Vester):

- Der auditive Lerntyp lernt am liebsten und erfolgreichsten durch Hören.
- Der visuelle/optische Lerntyp lernt am liebsten und erfolgreichsten durch Anschauen und Beobachten.
- Der haptische Lerntyp lernt am liebsten und erfolgreichsten durch Anfassen und Handeln.
- Der intellektuelle Lerntyp lernt am liebsten und erfolgreichsten durch Nachdenken und Einsicht.

Je mehr unterschiedliche Gehirn-Areale beim Lernen aktiviert werden,

- desto größer ist die dabei entstehende Vernetzung der Gehirnnerven,
- desto intensiver die Speicherung der betreffenden Informationen,
- desto leichter können diese Informationen erinnert werden.

Diese neurobiologischen Feststellungen bestätigen die traditionelle pädagogische Empfehlung: „Beim Lernen möglichst viele Sinne einsetzen!" (‚multisensorisches Lernen').

Dies gilt nur für Kinder, deren Wahrnehmung im sog. Normbereich liegt. Bei Kindern mit Wahrnehmungsstörungen ist es wissenschaftlich erwiesen, das die intermodale Zusammenarbeit nicht mehr adäquat funktioniert. Hier sollten primär erst die einzelnen auffälligen Sinnessysteme trainiert werden, bevor intermodal mit allen Sinnen gearbeitet wird.

© Der/die Autor(en), exklusiv lizenziert durch Springer Fachmedien Wiesbaden GmbH, ein Teil von Springer Nature 2021
A. Leschnik, *Wahrnehmung*, essentials,
https://doi.org/10.1007/978-3-658-33279-2_8

In den essentials „Visuelle Wahrnehmung" und „Auditive Wahrnehmung" wird vertieft auf diese Bereiche eingegangen, dies würde den Rahmen dieses essentiels sprengen.

8.1   Therapie bei Modulationsstörungen

Therapie bei taktiler Defensivität
Die meisten Kinder sprechen am Besten an auf:

- Langsame lineare Bewegungen
- Festen Berührungsdruck
- Gedämpfte Stimmen
- Gedämpftes Licht

Das Kind sollte die Anzahl und Art von taktilen Reizen während der Aktivität immer kontrollieren können.

- Breite Pinsel, mit denen die Haut gebürstet wird.
- Massagehandschuh zum Abrubbeln der Haut.
- Große, mit Plastikbällen gefüllte Becken, in denen sich das Kind bewegen kann.
- Mit getrockneten Bohnen (Erbsen) gefüllte Kisten, in denen Gegenstände versteckt werden.
- Große Kissen und Matten, mit denen das Kind bedeckt werden kann.
- Große Gymnastikbälle, mit denen der Therapeut fest über den Rücken und Beine des Kindes rollt.
- Vibratoren, die das Kind für Arme und Beine selbst verwendet.
- Alternativ dazu das Bürstenprogramm von Patricia Wilbarger.

Therapie bei Schwerkraftunsicherheit
Die Schwerkraftunsicherheit ist vermutlich auf eine gestörte Reizmodulation der Otolithenorgane (Sacculus und Utriculus) des vestibulären System zurückzuführen. Schwerpunkt auf Aktivitäten legen, die dem Kind die Möglichkeit zur Aufnahme kontrollierter, linearer vestibulärer und propriozeptiver Informationen bietet. Das Kind sollte die Anzahl und Art von Bewegungen während der Aktivität immer kontrollieren können. Vorsicht mit Bewegungen nach hinten, hier hat das Kind keine Kontrolle und Fixierungsmöglichkeiten der Augen.

- Sitzend oder in Bauchlage auf einer Plattformschaukel (2-Punkt- oder 4-Punkt-Aufhängung).
- Eine Schräge herauf- und herunterlaufen oder in Bauchlage rutschen.
- In Bauchlage auf einem Rollbrett eine lineare Bewegung ausführen.
- Auf einem Trampolin auf- und abhüpfen.

Therapie bei Abwehrreaktion auf Bewegungen
Es wird vermutet, dass Abwehrreaktionen auf Bewegungen dadurch verursacht werden, dass über die Bogengänge des vestibulären Systems hereinkommende Sinneseindrücke nicht moduliert werden können. Folgende Abwehrreaktionen zeigen sich dann:

- Schwindelgefühle
- Übelkeit
- Brechreiz
- Schweißausbrüche
- Blässe

Bei der Behandlung von Abwehrreaktionen auf Bewegungen wird der Schwerpunkt auf Aktivitäten gelegt, die dem Kind die Möglichkeit zur Aufnahme kontrollierter, linearer vestibulärer und propriozeptiver Informationen bieten.

- Das Kind sollte die Anzahl und Art von Bewegungen während der Aktivität immer kontrollieren können.
- Vorsicht mit Bewegungen nach hinten und sich im Kreis drehende Bewegungen.

Materialien

- Sitzend oder in Bauchlage auf einer Plattformschaukel (2-Punkt- oder 4-Punkt-Aufhängung).
- Eine Schräge herauf- und herunterlaufen oder in Bauchlage rutschen.
- In Bauchlage auf einem Rollbrett eine lineare Bewegung ausführen.
- Auf einem Trampolin auf- und abhüpfen.

Therapie bei Beeinträchtigung der sensorischen Registrierung
Einerseits zeigt das Kind Überreaktionen bzw. ein überhöhtes Empfinden auf einen Sinnesreiz. Andererseits zu schwache Reaktionen auf Reize bzw. ein Unvermögen, auf sensorische Reize reagieren zu können. Manchmal bewegen sich diese Kinder

zwischen diesen beiden Extremen. Bei einer schwachen Reaktion auf sensorische Reize handelt es sich um ein Unvermögen, Informationen adäquat wahrzunehmen. Meist reagieren diese Kinder erst verspätet oder überhaupt nicht auf einen Sinnesreiz. Diese Kinder haben oft nicht den nötigen Antrieb, etwas zu tun. Gut reagieren diese Kinder auf lineare vestibulär-propriozeptive Reize und taktile Informationen.

Materialien

- Seifenrutsche (vestibulär-propriozeptiv-taktile Stimulation)
- Waschstraße (vestibulär-propriozeptiv-taktile Stimulation)
- Versteckter tickender Wecker suchen (vestibulär-propriozeptiv-taktil-auditive Stimulation)
- Abwerfen (vestibulär-propriozeptiv-visuelle Stimulation)
- Such den Duft (vestibulär-propriozeptiv-olfaktorische Stimulation)
- Die saure Belohnung (vestibulär-propriozeptiv-taktil-gustatorische Stimulation)

8.2   Therapie bei Störung der Diskriminationsfähigkeit

a) **Vestibulär-propriozeptive Informationen (Otolithenorgan)**
   Spiele, die in einer Vielzahl von Körperhaltungen durchgeführt werden, wie z. B.:
   – in Bauchlage
   – im Sitzen
   – im Vierfüßlerstand oder Stehen
   Spiele mit linearer Beschleunigung, wie z. B.:
   – Hängegeräte in 2-Punkt- oder 4-Punkt-Aufhängung
   – Rollerbahn
   – Rollbretter (gerade fahren)
   – Trampolin
b) **Vestibulär-propriozeptive Informationen (Bogengänge)**
   Spiele, die ein häufiges Starten und Stoppen sowie Richtungs- und Geschwindigkeitswechsel beinhalten, um die Bogengänge zu aktivieren, wie z. B.:
   – Hängematten
   – T-Schaukeln
   – Pferdeschaukeln
   – Plattformschaukeln 1-Punkt-Aufhängung
   Zusätzlich sollten Spiele gewählt werden, bei denen das Kind Gegenstände vom Boden aufsammeln muss.

c) **Propriozeptive Informationen (Muskelrezeptoren)**
Spiele, bei denen das Kind Widerstand gegen aktive Bewegungen erfährt, also Druck und Zug auf die Gelenke.
 – Trampolinspringen
 – Säcke schleppen
 – Ziehen am Seil
d) **Taktile Informationen**
Spiele, die das taktil-oberflächliche System fördern.
 – Mit warmen und kalten Reizen
 – Mit spitzen und stumpfen Reizen
 – Zeichnen auf dem Rücken
Aber auch Spiele zur Förderung des epikritischen Systems, wie Suchen von Formen ohne visuelle Kontrolle.
e) **Auditive Informationen**
Spiele, die die Sequenz (Reihenfolge), die Lokalisation (Ort der Geräuschquelle) und Diskrimination (Tonhöhen) fördern. Alternativ das Therapiekonzept von Norina Lauer.
f) **Olfaktorische Informationen**
Spiele, bei denen Gerüche unterschieden werden sollen. Ein trainierter Mensch kann an die 10.000 Gerüche wahrnehmen. Hier sollte man klare und bekannte Grundgerüche nehmen wie:
 – blumig (Rose)
 – fruchtig (Zitrone)
 – grün (Heu)
 – würzig (Zimt)
 – holzig (Zedernholz)
 – harzig (Kiefernholz)
 – animalisch (Moschus)
 – erdig (Erde)
g) **Gustatorische Informationen**
Spiele zur Unterscheidung der Geschmäcker:
 – süß
 – sauer
 – salzig
 – bitter
 – umami

8.3   Therapie bei Störungen der Körperfunktionen

Die sensorische Integrationstherapie lässt sich sehr gut bei einer Störung der Grobmotorik einsetzen. Allerdings gibt es hier andere Bezeichnungen als die üblicherweise von Ärzten verwendeten. Die grobmotorischen Störungen lassen sich in vier Bereiche unterteilen.

Postural-okuläre Bewegungsstörung
Um auf Objekte in unserem Umfeld richtig reagieren zu können, müssen wir stabile Haltungen einnehmen, halten können und in der Lage sein, unsere Positionen zu verändern, ohne dabei das Gleichgewicht zu verlieren. Aspekte der Körperhaltungsförderung:

a) **Tonische posturale Streckung**
   Bauchlage als Ausgangsposition für die Förderung der Streckung gegen die Schwerkraft. Hilfreich ist ein linearer Verstärker (Plattformschaukel oder Hängematte in 2-Punkt-Aufhängung). Wichtige Kriterien sind:
   – Der Kopf darf nicht überstreckt sein.
   – Der obere Teil des Brustkorbs sollte von der Grundfläche abgehoben sein.
   – Die Oberarme sollten senkrecht zur Grundfläche stehen.

b) **Tonische Beugung**
   Rückenlage als Ausgangsposition für die Förderung der Beugung gegen die Schwerkraft. Hilfreich ist ein linearer Verstärker (Plattformschaukel oder Hängematte in 2-Punkt-Aufhängung).
   – Man kann den Patienten auf den Rücken legen, und er soll einen Pezziball zum Therapeuten stoßen.
   – T- Schaukel und Pferdeschaukeln fördern die tonische Beugung.

c) **Posturale Stabilität (Gleichgewicht zwischen Streckung und Beugung)**
   Die beste Förderung erhält man beim Schaukeln. Hier wird immer wieder das Gleichgewicht zwischen Beugung und Streckung der oberen und unteren Extremität gefördert; also eine symmetrische Bewegung gefördert.

d) **Laterale Beugung und Drehung**
   Förderung der Drehung durch Rollen über Matten oder in Fässern. Förderung der lateralen Beugung und die Drehung durch Angelspiele im Sitzen.

e) **Stell- und Gleichgewichtsreaktionen**
   Stellreaktionen helfen uns, bestimmte Körperhaltungen einzunehmen bzw. wiederaufzunehmen. Gleichgewichtsreaktionen ermöglichen uns, bestimmte Haltungen beizubehalten, wenn unser Körper oder die Fläche, auf der wir uns befinden, in Bewegung gerät. Deshalb sollten zuerst Körperpositionen gewählt

werden, die eine große Auflagefläche bieten; von der Bauchlage zum Stand. Außerdem sollten zuerst Untergründe gewählt werden, die sich langsam bewegen und dann immer schneller und unsicherer werden.

f) **Okuläre Kontrolle**
Okulär steht für kompensatorische Augenbewegungen, die vom vestibulären System ausgelöst werden, um ein stabiles Blickfeld aufrechtzuerhalten. Die Spiele sollten in vier Stufen eingesetzt werden, z.B.:
- Kind sitzt auf dem Boden und wirft Gegenstände in einen Behälter.
- Kind sitzt auf dem Boden und wirft Gegenstände in einen Behälter, der auf einer sich bewegenden Schaukel steht.
- Kind sitzt auf Schaukel, die sich bewegt, und wirft Gegenstände in einen Behälter, der auf dem Boden steht.
- Kind sitzt auf einer Schaukel, die sich bewegt, und wirft mit dem Schaumstoffball Kinder ab, die sich im Kreis um die Schaukel bewegen.

Bilaterale Integrationsstörung
Dieses Störungsbild ist identisch mit der Diagnose der Körperkoordinationsstörung. Beide Körperhälften sollten eine optimale motorische Koordination haben. Voraussetzung hierfür ist, dass es immer eine leitende oder dynamische und eine assistierende, stabile Körperhälfte gibt. Folgende Spielmaterialien lassen sich im Rahmen der Behandlung einer Beeinträchtigung der bilateralen Integrationsstörung einsetzen:

- **Symmetrische bilaterale Bewegungen:**
  Vor- und Rückwärtsschaukeln mithilfe von Seilen.
- **Einzelne sequenzierte bilaterale Bewegungen:**
  Seitliches Hin- und Herschaukeln mithilfe von Seilen.

Störung der Sequenzzierung
Da projizierte Bewegungssequenzen im Voraus geplant werden müssen, sind sie Feedforwardabhängig. Wichtig ist hier die zeitliche Komponente einer Bewegung. Aktivitäten, bei denen sich das Kind entweder selbst bewegen muss (ein Seil loslassen, während er schaukelt) oder sich das Ziel bewegt (einen Ball fangen).

- Einfache Hüpf- und Sprungspiele sowie Schlag-, Wurf- und Fangspiele.

Somatodyspraxie
Eine Störung, die aus einer mangelnden Fähigkeit resultiert, Feedforwardabhängige und Feedbackabhängige Handlungen zu erzeugen und zu planen. Während der Behandlung sind folgende unterstützende Maßnahmen wichtig:

- Verbale Anweisungen
- Viel Feedback
- Eine große Anzahl von körperlicher Hilfestellung
- Bekanntes mit Unbekanntem kombinieren
- Parallelen zum Alltag aufzeigen
- Aktivitäten, die leichte einzelne Bewegungen erfordern
- Aktivitäten, die komplexere Bewegungsabläufe fordern
- Aktivitäten mit Ganzkörperbewegungen
- Aktivitäten, die Bewegungen erfordern, bei denen bestimmte Körperteile relativ viel und andere dafür gar nicht bewegt werden
- Aktivitäten, die relativ viele Feedbackabhängige Bewegungen beinhalten

Elternberatung und Kompensationsmöglichkeiten

9

Das primäre Ziel der Elternberatung ist die Aufklärung der Eltern und des weiteren Umfeldes. Der Hauptleidensdruck besteht darin, dass es im Alltag meist zu nicht unerheblichen Schwierigkeiten kommt, die die Eltern in ihrer Unkenntnis häufig dem Willen oder der Motivation des Kindes zuschreiben. Spannungen in der Eltern-Kind-Beziehung sind ungünstige Voraussetzungen für die Entwicklung.

Alltagsstrukturen
Bei der Umstrukturierung der Alltagsabläufe sollte eingeschätzt werden, wo es wirklich machbar ist, das Kind selbstständig Abläufe erarbeiten zulassen bzw. Übungen des Therapeuten umsetzbar sind und wann es sowohl der Struktur als auch der Entspannung des Familienlebens dienlicher ist, Hilfestellung einzubauen.

Beispielsweise ist am Morgen, wenn ein gewisser Zeitdruck herrscht, nicht der ideale Zeitpunkt, das Kind das Schuhebinden nach Herzenslust ausprobieren zu lassen, sodass entweder die Eltern das übernehmen oder Schuhe mit einem anderen Verschluss getragen werden. Am Nachmittag allerdings, wenn man auf den Spielplatz geht, ist Raum und Zeit, mit dem Kind gemeinsam das „Abenteuer" der Schnürsenkel zu entdecken.

- Zunächst Analyse des Alltags: Wertfrei Protokollierung der Abläufe einer repräsentativen Woche.
- Feststellung der größten Belastung bzw. welche Veränderung die meiste Entspannung in die Familie bringen würde.
- Erstellung eines „Stundenplans" der Woche, in dem die neuen Strukturen festgehalten werden, damit für Kind und Eltern die neuen Abläufe klar nachvollziehbar sind.

© Der/die Autor(en), exklusiv lizenziert durch Springer Fachmedien
Wiesbaden GmbH, ein Teil von Springer Nature 2021
A. Leschnik, *Wahrnehmung*, essentials,
https://doi.org/10.1007/978-3-658-33279-2_9

Die Größe der Veränderungen sollte nicht nur an den Ressourcen des Kindes, sondern auch an denen der Eltern orientiert sein. Generell gilt lieber mit Weniger anfangen, um nach Erfolgserlebnissen aufzustocken, als eine weitere frustrierende Situation zu schaffen. Eine Vorabanalyse aus der Anamnese für die Beratung der Institutionen, sollte schon erarbeitet sein. Zudem eine Liste an kompensatorischen Maßnahmen im Vorfeld, die im Institutionsbesuch/-gespräch nach ihrer Umsetzbarkeit besprochen werden können.

Lernen am Vorbild
Die Teilnahme der Eltern an den Behandlungen erhöht die Effektivität der Therapie. In der Behandlung begonnene Prozesse festigen sich schneller, wenn sie zu Hause weitergeführt werden. Je kompetenter die Eltern sind, desto sicherer werden sie auch im Umgang als auch in der Förderung ihres Kindes.

Hausaufgaben
Hausaufgaben sollten in schriftlicher Form dargelegt werden. Formulierung der Anweisung mit Zeitintervallen und -punkten so genau und einfach wie möglich. Dies nimmt, in Kombination mit den Beobachtungen in der Therapie, den Eltern die Unsicherheit und reduziert so den Widerstand und Ängste. Auch hier gilt: Weniger ist mehr. Je leichter die Aufgaben in den Alltag integrierbar sind, desto mehr sinkt die Hemmschwelle. Genaue Erfragung und Rückmeldung über die Umsetzung ist notwendig:

● Anpassung des Lernverlaufs.
● Vermittlung des Gefühls, dass die Eltern einen bedeutenden Beitrag zur Entwicklung ihres Kindes leisten.
● Kontrolle über Konsequenz der Eltern → Ermutigung (Konkrete Übungen für ein Kind ergeben sich aus der Differentialdiagnose).

Kompensatorische Hilfestellungen
Dienen nur der Entschärfung der Problematik bzw. der Erleichterung im Zusammenleben mit dem betroffenen Kind. Sie verändern nicht die Ursache.

Visuelle Kompensationen

● Sitzposition in der Klasse optimieren: vorne und frontal zur Tafel
● Optische Ablenkungsquellen reduzieren
● Beim Lernen verschiedene visuelle Informationen anbieten, damit alle Komponenten der visuellen Wahrnehmung angesprochen werden

- Versicherung der visuellen Aufmerksamkeit des Kindes bei einer Aktivität
- Positive Verstärkung anderer Fähigkeiten
- Erwartungen bezüglich Resultate betroffener Bereiche reduzieren

Auditive Kompensationen

- Klare und frontale Ansprache des Kindes
- Versicherung der Aufmerksamkeit des Kindes bei Ansprache
- Einfache, kurze Anweisungen
- Visuelle Unterstützung bei komplexen Aufgaben
- Lautstärkenregulation des Umfeldes
- Störgeräusche ‚abschalten'
- Positive Verstärkung anderer Fähigkeiten
- Erwartungen bezüglich Resultate beim Lesen und Schreiben reduzieren
- Sitpostion vorne und mittig, nicht am Fenster

Modulationsstörungen

- Zur Hemmung bzw. Beruhigung grundsätzlich reduzierte Reizzufuhr: Langsame lineare Bewegungen, feste Berührungen, feste Unterlage, Gewichte auf Gelenke oder ganzen Körper, gedämpfte Stimmen und Licht etc.
- Zur Erregung erhöhte, aber nicht diffuse Reizzufuhr: insbesondere lineare vestibulär-propriozeptive Reize, taktile Informationen, kühle Getränke, saure Speisen, anregende Musik, helles Umfeld etc.
- Generell Überforderung in stressigen Situationen vermeiden
- Stereotype Bewegungen unterbinden
- Inadäquate Handlungen unterbinden
- Ablenkung durch Störreize ‚abschalten' in Situationen, die Konzentration erfordern
- Klar strukturiertes Umfeld

Diskriminations- und Funktionsstörungen

- Problematische Handlungen in Stresssituationen vereinfachen bzw. umgehen
- Gelassener Umgang mit Missgeschicken
- Erwartungen bezüglich Resultate betroffener Bereiche reduzieren
- Positive Verstärkung anderer Fähigkeiten
- In Handlungen des Alltags verstärkt einbinden

Was Sie aus diesem *essential* mitnehmen können

- Grundlagen zum Thema Wahrnehmung
- Hypothetisch-deduktive Clinical Reasoning für Kinder und Jugendliche mit Wahrnehmungsstörungen
- Interventionsmöglichkeiten für Kinder- und Jugendliche mit Wahrnehmungsstörungen

Formular 1: Adaptierter COPM-Bogen

Patient	___/___/_____
	Geburtsdatum

Diagnose	___/___/_____	___/___/_____
	Aufnahmedatum	Anamnesedatum

d1 Lernen und Wissensanwendung
(Bewusste sinnliche Wahrnehmung, Elementares Lernen, Wissensanwendung)   Wie
                                                                                         wichtig?

_____   ☐

_____   ☐

_____   ☐

d2 Allgemeine Aufgaben und Anforderungen
(Einzel- Mehrfachaufgaben, tägliche Routine, Resilienz)

_____   ☐

_____   ☐

_____   ☐

d3 Kommunikation
(Kommunikation als Sender, Konversation, Gebrauch von Kommunikationsgeräten)

_____   ☐

_____   ☐

_____   ☐

d4 Mobilität
(Körperpositionen, Gegenstände handhaben, Gehen, Transportmittel)

_____   ☐

_____   ☐

_____   ☐

d5 Selbstversorgung
(Waschen, Körper pflegen, Toilette, Kleiden, Essen, Trinken, Gesundheit achten)

_____   ☐

_____   ☐

_____   ☐

d6 Häusliches Leben
Beschaffung von Lebensnotwendigkeiten, Haushaltsaufgaben, Haushaltgegenstände pflegen)

☐

☐

☐

d7 Interpersonelle Interaktionen und Beziehungen
(Interpersonelle Interaktionen und Beziehungen)

☐

☐

☐

d8 Bedeutende Lebensbereiche
(Erziehung/Bildung, Arbeit/Beschäftigung, Wirtschaftliches Leben

☐

☐

☐

d9 Gemeinschafts-, soziales und staatsbürgerliches Leben
(Gemeinschaftsleben, Erholung/Freizeit, Religion, Politische Leben, Staatbürgerschaft)

☐

☐

☐

d10 Sonstiges:

☐

☐

☐

Ziele in der Therapie:

1. _____
2. _____
3. _____
4. _____
5. _____

	Vor Intervention		Nach Intervention		DiffP.	DiffZ.	B.
	Perf.	Zufr.	Perf.	Zufr.			
1.	□	□	□	□	□	□	□
2.	□	□	□	□	□	□	□
3.	□	□	□	□	□	□	□
4.	□	□	□	□	□	□	□
5.	□	□	□	□	□	□	□
Durchschnitt	□	□	□	□	□	□	

Datum: Erst- und Zweiterhebung:

Bewertungsskala vor der Therapie:

Performativität (d1-d9)	Wie wichtig ist es Ihnen die Tätigkeit wiederaufzunehmen?	1 = unwichtig 10 = sehr wichtig
Performanz (Therapieziele)	Wie gut können Sie diese Tätigkeit im Moment ausführen?	1 = nicht gut 10 = sehr gut
Zufriedenheit	Wie zufrieden sind Sie mit der Ausführung dieser Tätigkeit?	1 = nicht zufrieden 10 = sehr zufrieden

Bewertungsskala nach der Intervention:

Performanz (Evaluation)	Wie gut können Sie diese Tätigkeit jetzt ausführen?	1 = nicht gut 10 = sehr gut
Zufriedenheit (Evaluation)	Wie zufrieden sind Sie mit der Ausführung dieser Tätigkeit jetzt?	1 = nicht zufrieden 10 = sehr zufrieden

Formular 2: Anamnesebogen

Liebe Eltern, Sie helfen uns bei der Intervention Ihres Kindes, wenn Sie diesen Bogen sorgfältig durchlesen, ankreuzen, ergänzen und zur nächsten Sitzung wieder mitbringen. Sollten Sie noch Fragen haben oder ist Ihnen etwas unklar, dann steht Ihnen Ihr Bezugstherapeut gerne zu Verfügung.

© Der/die Herausgeber bzw. der/die Autor(en), exklusiv lizenziert durch
Springer Fachmedien Wiesbaden GmbH, ein Teil von Springer Nature 2021
A. Leschnik, *Wahrnehmung*, essentials,
https://doi.org/10.1007/978-3-658-33279-2

Persönliche Daten:

Name, Vorname des Kindes: _____ Geboren: _____

Name, Vorname der Mutter / Beruf: _____

Name, Vorname des Vaters / Beruf: _____

Adresse / Telefonnummer: _____

Kontaktadressen:

Name des Arztes, Telefonnummer: _____

Name des Klassenlehrers, der Erzieherin / Telefonnummer: _____

_____

Name von zusätzlichen Therapeuten, Einrichtungen / Telefonnummer: _____

_____

1 Schwangerschaftsverlauf

1.1 Sind Sie die gesetzlichen Eltern?

O Ja O Nein: _____

Nationalität der Eltern / des Kindes: _____

1.2 Bekamen Sie Medikamente während der Schwangerschaft?

O Ja (welche): _____

O Nein

1.3 Ab der wievielten Woche verspürten Sie Kindsbewegungen im Mutterleib? _____ Woche

1.4 Bestanden während der Schwangerschaft folgende Risikofaktoren?

O Gestose (Bluthochdruck)

O Morbus haemolyticus fetalis (Rhesusunverträglichkeit Mutter/ Kind)

O Diabetes mellitus (Zuckerkrankheit)

O Organische Erkrankungen (welche): _____

O Beckenlage

O Querlage

O Mehrlingsschwangerschaft (wie viele): _____

O Adipositas (Übergewicht)

O Infektionskrankheiten (welche): _____

O Blutungen in der zweiten Schwangerschaftshälfte

O Sonstiges: _____

1.5 War die Mutter während der Schwangerschaft mehr:

O Aktiv (d.h. gearbeitet, Haushalt bis zur Geburt)

O Passiv (mehr gelegen, ausgeruht)

2 Geburt

2.1 Ist dies Ihre erste Schwangerschaft?

O Ja

O Nein (wievielte): _____

2.2 Hatten Sie eine:

O Frühgeburt (wievielte Schwangerschaftswoche): _____

O Termingeburt

O Spätgeburt (wievielte Schwangerschaftswoche): _____

2.3 Hatten Sie eine normale Geburt?

O Ja

O Nein: O Kaiserschnitt   O Instrumentelle Geburt

O Sonstiges: _____

2.4 Gab es folgende Komplikationen während der Geburt?

O Schlüsselbeinbruch

O Innere Blutungen

O Sauerstoffmangel /-verlust

O Nabelschnurumschlingungen

O Haut- und Weichteilverletzungen

O Sonstiges: _____

O Keine

2.5 Bekam Ihr Kind nach der Geburt Medikamente?

O Ja (welche): _____

O Nein

2.6 Lag Ihr Kind im Inkubator (Brutkasten)?

O Ja (wie lange): _____ Tage

O Nein

2.7 Musste Ihr Kind künstlich beatmet werden?

O Ja (wie lange): _____ Tage

O Nein

2.8 Wie war der APGAR- Wert?

_____

2.9. Welche Größe, Gewicht und Kopfumfang hatte Ihr neugeborenes Kind?

Größe (cm): _____   Gewicht (g): _____   Kopfumfang (cm): _____

3 Allgemeine Anamnese Ihres Kindes

3.1 Hat Ihr Kind Allergien?

O Ja (welche): _____

O Nein

3.2 Besteht eine Sehschwäche oder ein Sehschaden und woher stammt diese bzw. dieser?

O Brille (wie viel Dioptrie pro Glas): _____

Rechts: _____ Links: _____

O Strabismus (Schielen): _____

    O Einseitig

    O Beidseitig

O Nystagmus (Augenzittern)

O Einäugigkeit

O Blindheit

O Sonstiges: _____

O Keines

3.3 Besteht ein Hörschwäche oder ein -schaden und woher stammt diese bzw. dieser?

O Hypoakusis (vermindertes Hörvermögen): _____

    O Einseitig

    O Beidseitig

O Hyperakusis (gesteigertes Hörempfinden): _____

    O Einseitig

    O Beidseitig

O Diplakusis (akustische Halluzination)

O Parakusis (Akustische Aura bei Epilepsie)

O Sonstiges: _____

O Keines

3.4 Besteht eine Geruchs-/ Geschmacksschwäche oder Schaden oder Überempfindlichkeit und woher stammt diese bzw. dieser?

O Ja (welcher):

    O Geruch: _____

    O Geschmack: _____

O Nein

3.5 Hat Ihr Kind chronische Erkrankungen wie z.b. Asthma bronchiale, Neurodermitis?

O Ja (welche): _____

O Nein

3.6 Gibt es oder gab es chronische Erkrankungen in der Familie?

O Ja (welche und wer): _____

O Nein

3.7 War Ihr Kind schon einmal in orthopädischer / chirurgischer Behandlung (z. b. Brüche, Skoliose)

O Ja (welcher): _____

O Nein

3.8 Gab es Erkrankungen in den ersten 6 Lebensjahren die eine lange Bettlägerigkeit oder einen langen

Krankenhausaufenthalt benötigte?

O Ja (welche, wie lange): _____

O Nein

3.9 Welche Kinderkrankheiten hatte Ihr Kind?

_____

O Keine

3.10 Hat Ihr Kind Geschwister?

O Ja (wie viele, Alter, Geschlecht): _____

O Nein

3.11 Reagiert Ihr Kind überempfindlich auf:

O Auto fahren   O Schaukeln   O Karussell fahren   O Dreirad fahren

O Roller fahren   O Fahrrad fahren mit Stützrädern   O Fahrrad fahren

O Schwimmen   O Sport   O Sonstiges: _____

4 Säuglingsalter (erstes Lebensjahr)

4.1 War Ihr Kind ein:

O Schreikind

O Ruhiges Kind

O Sonstiges: _____

4.2 Haben Sie Ihr Kind gestillt?

O Ja (wie lange): _____ Monate

O Nein

4.3 Wie war der Schlafrhythmus Ihres Kindes?

O Auffällig: _____

O Unauffällig

4.4 Wie hat Ihr Kind zu dieser Zeit reagiert auf:

O Geräusche: _____

O Gerüche: _____

O Berührung: _____

O Bewegt werden: _____

4.5 Wann hat Ihr Kind:

O Sich gedreht (Bauch- Rückenlage): _____ Monate

O Gesessen: _____ Monate

O Begann zu krabbeln: _____ Monate

O Begann zu laufen: _____ Monate

4.6 Wurde Ihr Kind gerne auf den Arm genommen?

O Ja

O Nein

4.7 Wurde Ihr Kind gerne geschaukelt?

O Ja

O Nein

4.8 Trug Ihr Kind gerne Kleidung?

O Ja

O Nein

4.9 Wie hat Ihr Kind auf Körperpflege reagiert?

O Waschen: _____

O Baden: _____

O Duschen: _____

O Haare waschen: _____

O Finger- und Fußnägel schneiden: _____

O Bevorzugte Wassertemperatur: _____

5.0. Kleinkindalter (erstes bis drittes Lebensjahr)

5.1 Reagiert Ihr Kind überempfindlich auf folgende Materialien?

O Sand   O Ton   O Fingerfarben   O Lehm

O Matsch   O Stoffe   O Unterlagen   O Gras

O Sonstiges: _____

5.2 Wie erforscht Ihr Kind seine Umwelt?

O Riechen

O Sehen

O Tasten

O Fragen

O Probieren

O Sonstiges: _____

5.3 Wie selbständig ist Ihr Kind?

O Alleine anziehen

O Mit Hilfe anziehen

5.4 Wie sieht das Ess- und Trinkverhalten Ihres Kindes aus?

Essen:

O Isst gerne O Isst nicht gerne O Isst unregelmäßig O Isst viel

O Isst wenig O Isst pingelig O sonstiges: _____

Vorlieben: _____

Abneigungen: _____

Trinken:

O Trinkt viel O Trinkt wenig O Sonstiges:_____

Vorlieben: _____

Abneigungen: _____

5.5 Wie schläft Ihr Kind?

O Schläft durch   O Schläft viel   O Schläft wenig   O Schläft alleine

O Schläft mit Licht O Schläft ohne Licht O Bettnässen   O Einnässen

O Stereotypien   O Nagelbeißen   O Daumenlutschen   O Sonstiges: _____

5.6 Wie ist die Sprachentwicklung Ihres Kindes?

O Früh gesprochen O Spät gesprochen O Spricht viel   O Spricht wenig

O Spricht laut   O Spricht leise   O Spricht deutlich   O Spricht verständlich

O Folgt mündlichen Anweisungen   O Großer Wortschatz O Sonstiges _____

6 Kindergartenalter (drittes bis sechstes Lebensjahr)

6.1 Geht Ihr Kind in den Kindergarten?

O Ja (Std. tägl., Tage pro Woche, ab wievielten Lebensjahr, Name der Einrichtung, Kontaktperson)

_____

O Nein

6.2 Geht Ihr Kind gerne in den Kindergarten?

O Ja

O Nein (weshalb nicht): _____

6.3 Was sind die Lieblingsbeschäftigungen Ihres Kindes im Kindergarten und zu Hause?

Kiga: _____

Zuhause: _____

6.4 Beschäftigt sich Ihr Kind eher kurz oder lange mit Spielsachen?

O kurz (wie lange): _____ min.

O lang (wie lange): _____ min.

6.5 Spielt Ihr Kind eher:

O Alleine   O mit einem Kind   O mit mehreren Kindern

O lieber drinnen   O lieber draußen   O schaut zu

O Sonstiges_____

7 Schule

7.1 Geht Ihr Kind gerne zur Schule?

O Ja (Std. tägl., Tage pro Woche, ab wievielten Lebensjahr, Art der Schule, Kontaktperson)

_____

O Nein (warum nicht): _____

7.2 Wie ist der Kontakt Ihres Kindes zu andern Mitschülern?

O Gut

O Nicht gut (weshalb): _____

7.3 Was setzt Ihr Kind mehr ein bei:

Grafomotorischen Prozessen:

O Rechte Hand   O Linke Hand   O Beide Hände

Handlungsorientierten Prozessen

O Rechte Hand   O Linke Hand   O Beide Hände

O Rechter Fuß   O Linker Fuß   O Beide Füße

7.4 Welches Lieblingsfach hat Ihr Kind und welches bereitet ihm Schwierigkeiten?

Lieblingsfach: _____

Schwierigkeiten: _____

7.5 Wie ist die Konzentration Ihres Kindes in der Schule, bei den Hausaufgaben?

Schule: _____

Hausaufgaben: _____

7.6 Wie lange sitzt Ihr Kind an den Hausaufgaben?

_____ Minuten _____ Stunden täglich

7.7 Wie ist die Sitzposition im Klassenzimmer?

_____

7.8 Wie groß ist die Anzahl der Kinder in der Klasse?

_____ Kinder

7.9 Wie sieht der Schreibtisch oder die Schultasche aus?

_____

_____

_____

7.10 Wie sieht das Kinderzimmer aus?

_____

_____

_____

8 Häusliche Situation

8.1 Sind Sie:

O Paarerzieher

O Alleinerzieher

O Sonstiges: _____

8.2 Ist Ihr Kind wegen beruflicher Situation alleine zu Hause?

O Ja (wie lange, wie oft): _____

O Nein

8.3 Welche Aktivitäten betreibt Ihr Kind?

O Sport (welche): _____

O Hobby (welches): _____

O Vereine (welcher): _____

O Musik (welches Instrument): _____

O Sonstiges: _____

O Keine

8.4 Hilft Ihr Kind im Haushalt mit?

O Ja (welche Tätigkeiten): _____

O Nein

9 Sensomotorik

9.1 Wie ist das Bewegungsverhalten Ihres Kindes?

O ängstlich	O vorsichtig	O waghalsig	O sicher
O nicht sicher	O fällt oft	O stößt sich oft	O stolpert
O wirft oft um	O zerbricht viel	O ist zappelig	O überaktiv
O labil	O träge	O leicht müde	O rennt viel
O klettert viel	O klettert wenig	O viel Ausdauer	O wenig Ausdauer

O sonstiges: _____

9.2 Wie steigt Ihr Kind die Treppe hoch?

_____

9.3 Wie ist die Grobmotorik Ihres Kindes?

O geschickt

O ungeschickt (was fällt auf): _____

9.4 Wie ist die Feinmotorik Ihres Kindes?

O geschickt

O ungeschickt (was fällt auf): _____

9.5 Kann Ihr Kind eine Schleife binden?

O Ja   O Nein

9.6 Kann Ihr Kind:

O Schaukeln O Karussell fahren   O Dreirad fahren   O Roller fahren

O Fahrrad mit Stützrädern fahren   O Fahrrad fahren   O Schwimmen

O Wenn nicht, warum:_____

10 Verhalten

10.1 Wie ist das Verhalten des Kindes gegenüber:

O Erwachsenen: _____

O Kindern: _____

O Tieren: _____

10.2 Wie reagiert Ihr Kind auf:

O Enttäuschung: _____

O Tadel: _____

O Versagen: _____

11 Sonstige Auffälligkeiten

11.1 Hat Ihr Kind:

O Ängste: _____

O Akute Allergien: _____

O Akute Krankheiten: _____

O Krampfleiden: _____

O Nimmt Medikamente (welche): _____

13.0 Auffälligkeiten in der U 1 – U 9: _____

_____

14.0 Weitere Ergänzungen: _____

_____

Bitte bringen Sie zur nächsten Therapieeinheit eine Kopie von folgenden Unterlagen mit: Testergebnisse, Krankenhausaufenthalte, Befunde, Verhaltensbeurteilungen, Zeugnisse, Schreib- und Rechenheft; sofern vorhanden; mit.

Mit der ersten Unterschrift bestätige ich, dass alle Angaben die ich oben genannt habe vom Inhalt richtig sind.

Mit der zweiten Unterschrift entbinde ich meine zuständigen Therapeuten von ihrer gesetzlichen Schweigepflicht, zwecks Austauschs interner Daten zwischen Ärzten, Therapeuten, Psychologen, Lehrern und Erziehern.

1. _____   2. _____

    Datum Unterschrift des Erziehungsberechtigten   Datum Unterschrift des Erziehungsberechtigten

Formular 3: Verlaufbogen zur differenzierten Diagnostik von Wahrnehmungsstörungen

Name: _____   Vorname: _____

Geburtsdatum: _____   Chronologisches Alter: _____/_____/_____

Modulationsstörungen

b1470 Beeinträchtigung der sensorischen Registrierung

Reizablehnendes Verhalten	Reizsuchendes Verhalten
O Taktil abwehrend	O Langsame Reaktion
O Reagiert auf Berührung emotional	O Vergisst häufig Dinge
O Meidet bestimmte Kleidung	O Nimmt Sachen in den Mund, liebkost sie
O Ritualisiertes Verhalten	O Kommt vom matschen nicht los
O Mäckelt rum	O Kann nicht genug von Körperspielen bekommen
O Malt nicht mit Fingermalfarben	O Hängt viel Kopfüber
O Zwanghaft mit irgendetwas auf der Haut	O Waghalsig
O Überaktiv bei Körperspielen	O Wiegt, schaukelt sich selbst
O Meidet Spielgeräte	O Sucht die Bewegungen
O Langeweiler	O Ausgeprägt positive Reaktion auf Drehungen
O Verliert Orientierung	O Lasche Haltung
O Ist nach Bewegung aufgeregt	O Blockiert Gelenke
O Angespannt	O Weicher Handschlag
O Blockiert Gelenke	O Jammerer / Weichling
O Beobachtet aufmerksam	O Vergißt räumliche Veränderungen
O Deckt beim Lesen einen Teil der Seiten zu	O Kann nichts finden
O Überreagiert bei Geräuschen	O Reagiert nicht auf Namen
O Leicht abzulenken	O Macht andauernd Geräusche
O Kann mit Hintergrundgeräuschen nicht arbeiten	

b1470 Sensorische Defensivität

Folgende Sinnessysteme überempfindlich bis defensiv:

O Taktil	O Vestibulär	O Visuell
O Auditiv	O Olfactorisch	O Gustatorisch

O Das Kind ist sich seiner Probleme bewusst, versucht auszuweichen oder findet eigene Reizregulationsmechanismen

O Das Erregungsniveau ist abhängig von Außeneinflüssen, Reize können miteinander kumulieren

O Visuelle Fähigkeiten sind gut ausgebildet

O Gute kognitive und verbale Leistungen

O Das Kontaktverhalten wird vom Kind aus bestimmt

b 2402 Schwerkraftunsicherheit

O Vermeidungsstrategien

O Posturale Reaktionen

O Angst bei Bewegungen

O Abwehrreaktionen bei Bewegungen

O Emotionale Reaktionen (Furcht, Angst, Weinen)

O Angst bei Erhöhungen

O Abwehrreaktion bei Erhöhungen

O Emotionale Reaktionen bei Positionsveränderung
Kopf/Körper im Raum, besonders wenn die Füße nicht
mehr am Boden sind

Reagiert auch defensiv auf:

O Berührungen   O Geräusche   O Gerüche

b 2401 Überempfindlichkeit oder Abwehrreaktionen in Bezug auf Bewegungen

O Schwindelgefühl

Unangemessene Reaktionen zeigen sich oft beim

O Autofahren   O Auf dem Spielplatz (bei Drehungen)   SIPT- Ergebnis: O PRN > 2,0

Diskriminationsstörungen

b1561 Visuell

O Farbe

O Größe

O Form

O Bewegung

b 1560 Auditiv

O Töne

O Tonhöhen

O Tonort

O Tonreihenfolgen

b235 Vestibulär

O Lagesinn

O Bewegungssinn

O Gleichgewichtssinn

b260 Propriozeptiv

O Körperposition

O Körperbewegung

b1564 und b270 Taktil

O Oberflächen

O Vibration

C Temperatur

C Druck

b1563 Gustatorisch

O Süß

O Salzig

O Sauer

O Bitter

b1562 Olfactorisch

O Blumig

O Würzig

O Erdig

O Fruchtig

O Holzig

b235 und b260 Posturale/oculare Bewegungsstörung

O Streckung in BL schlecht

O Hypotonus der Streckmuskulatur

O Eingeschränkte Haltungsanpassung

O Kokontraktion verzögert

O Geringe Stützreaktion

O Geringe Gehbalance

O Schlechtes Stellungsbewusstsein

O Beugung des Kopfes in RL schlecht

O Schwache Gelenksstabilität d. proximalen Gelenke

O Überschießende Bewegungen

O Geringe Gleichgewichtsreaktion

O Geringe Stehbalance

O Schlechtes Raum – Lage Bewusstsein

O Schlechtes Bewegungsbewusstsein

SIPT- Ergebnisse

Vestibulo – oculär

Vestibulo – spinal

Proprioceptiv

O PRN verkürzt

O SWB < - 1,0

O KIN > - 1,0

b1564 und b260 Somatodyspraxie

O Streckung in BL schlecht

O Langsame Bewegungen nicht angepaßt

O Mundmotorik auffällig

O Graphomotorik schlecht

O Stellungsbewußtsein

O Verbale Anweisungen in Motorik schlecht

O Sehr unordentlich

O Wenig Ideation

O Kokontraktion verzögert

O Augenfolgebewegungen, verliert Objekt

O Finger – Daumen Opposition auffällig

O Stereognosie schlecht

O Feinmotorik schlecht

O Hantieren mit Gegenständen schlecht

O An- und Auskleiden schlecht

O Lernschwierigkeiten

Verhalten

O Geringes Selbstbewußtsein

O Vermeidet neue Situationen

O Zieht sprechen dem Tun vor

O Geringe Frustrationstoleranz

O Gibt Verantwortung ab

O Vergisst oft Dinge

SIPT- Ergebnisse

Taktile Diskrimination

O LTS < - 1,0   O GRA < -1,0   O FI < - 1,0   O MFP < - 1,0

Proprioception

O KIN < - 1,0   O Opr < -1,0   O SWB < -1,0   O CPr < -1,0

O BMC < -1,0   O SPr < -1,0   O PPr < -1,0

b1565 Visuodyspraxie

O Schwierigkeiten beim Schreiben

O Schwierigkeiten beim Abschreiben

O Schwierigkeiten beim Ausschneiden

O Schwierigkeiten beim Puzzeln

O Probleme im Umgang mit Spielzeug

O Schwierigkeiten beim Papierfalten

O Schwierigkeiten beim Zeichnen

O Schwierigkeiten beim Ausmalen

O Schlechtes Symbolverständnis

O Schwierigkeiten Bewegungen voraus zu planen

O Schwierigkeiten beim Bauen

O Schwierigkeiten beim Gebrauch von Werkzeug

O Schwierigkeiten beim Papier zerreißen   O Schwierigkeiten beim Geräte aufstellen
O Schwierigkeiten beim Hindernislauf   O Probleme in der Geometrie
O Wenig Problemlösungsstrategien   O Wenig Ideation
O Wenig eigene Konzepte   O Schwierigkeiten räumliche Bezüge herzustellen
O Wenig Ordnung   O Schwierigkeiten beim Basteln
O Schlechtes zurechtfinden im Dunkel   O Schwierigkeiten mit der Auge – Hand - Koordination
O Links/rechts Verwechselungen beim Lesen, Schreiben und im Zahlenraum

SIPT- Ergebnisse

Visuodyspraxie

O SV < -1,0   O DC < -1,0   O CPr < -1,0   O MAC < -1,0

Visuell – räumliche Defizite

O SV < -1,0   O FG < -1,0   O DC < -1,0   O CPr < -1,0
O MAC < -1,0

Visuell – vestibuläre Verarbeitungsstörungen

O SV < -1,0   O FG < -1,0   O DC < -1,0   O CPr < -1,0
O MAC < -1,0   O MFP < -1,0   O FI < -1,0   O PRN < -1,0

b235 und b260 Bilaterale Integration und Sequenzierungsstörung

O Streckung in BL schlecht   O STNR auslösbar
O ATNR auslösbar

Bilaterale Integration

O Kreuzen der ML wird vermieden
O Schilders Armsrecktest II schlecht   O Alternierende Bewegungen auffällig
O Mundmotorikalternation auffällig   O Augenfolgebewegungen beim Kreuzen auffällig
O Diadochokinese beidhändig schlecht   O Unklare Handdominanz
O Verwechselungen von rechts/links   O Schlechte Koordination der beiden Körperhälften

Sequenzierung

O Fähigkeit beabsichtigte Handlungen im Voraus zu planen sind schlecht
O Fähigkeit eine Bewegung zu antizipieren (vorzustellen) ist schlecht
O FM – Schwierigkeiten beim Schreiben, Zuknöpfen, Schuhbinden
O GM – Schwierigkeiten bei Wettkampfsportarten
O Schwierigkeiten eine Bewegung zu beginnen, zu sequenzieren und zu beenden
O Schlechte Handlungsabfolge

SIPT- Egebnisse

O BMC < -1,0   O SPr < -1,0   O PRN < -1,0   O GRA < -1,0
O OPr > -1,0   O PPr < -1,0   O SWB < -1,0

Formular 4: Fragebogen: Taktile Defensivität (Berührungsabwehr)

Bitte stellen Sie Ihrem Kind die 26 Fragen, wenn Ihr Kind dies nicht beantworten kann und Sie es auch nicht mehr Wissen, beobachten Sie Ihr Kind bei den Verhaltensweisen.

Name: geboren:	Antwort		
	Nein (1)	Ein wenig (2)	Sehr (3)
1. Stört es dich, barfuß zu gehen?			
2. Stört es dich, flauschige Pullover zu tragen?			
3. Stört es dich, flauschige Socken zu tragen?			
4. Stören dich Rollkragenpullover oder Hemden?			
5. Stört es dich, wenn dein Gesicht gewaschen wird?			
6. Stört es dich, wenn deine Fingernägel geschnitten werden?			
7. Stört es dich, wenn dein Haar von jemand andern gekämmt wird?			
8. Stört es dich, auf einem Teppich zu spielen?			
9. Nachdem dich jemand berührt hat, glaubst du dich an dieser Stelle kratzen zu müssen?			
10. Nachdem dich jemand berührt hat, glaubst du dich an dieser Stelle rubbeln zu müssen?			
11. Stört es dich, barfuß auf Gras oder Sand zu gehen?			
12. Stört es dich, dich schmutzig zu machen?			
13. Fällt es dir schwer aufzupassen?			
14. Stört es dich, nicht zu sehen wer dich berührt?			
15. Stört es dich, mit Fingermalfarben zu malen?			
16. Stört dich raue Bettwäsche?			

© Der/die Herausgeber bzw. der/die Autor(en), exklusiv lizenziert durch Springer Fachmedien Wiesbaden GmbH, ein Teil von Springer Nature 2021
A. Leschnik, *Wahrnehmung*, essentials,
https://doi.org/10.1007/978-3-658-33279-2

Name: geboren:	Antwort		
17. Magst du Menschen gerne berühren, aber stört es dich, wenn sie dich wieder berühren?			
18. Stört es dich, wenn sich dir jemand von hinten nähert?			
19. Stört es dich, wenn du von jemanden, ausgenommen deinen Eltern, geküsst wirst?			
20. Stört es dich, gedrückt oder in den Arm gehalten zu werden?			
21. Stört es dich, mit deinen Füßen Spiele zu spielen?			
22. Stört es dich, wenn dein Gesicht berührt wird?			
23. Stört es dich, unerwartet berührt zu werden?			
24. Hast du Schwierigkeiten Freunde zu finden?			
25. Stört es dich in einer Menschenschlange zu stehen?			
26. Stört es dich, wenn jemand dicht neben dir steht?			

Die Auswertung übernimmt Ihr zuständiger Therapeut

Anzahl der Antworten mit der Bewertung „1" × 1 = _____
Anzahl der Antworten mit der Bewertung „2" × 2 = _____
Anzahl der Antworten mit der Bewertung „3" × 3 = _____
Gesamtergebnis Total Score _____ Percentile Score _____

Prozentwert	0	10	25	50	75	90	100
Rohwert	25	30	35	40	45	50	55

Rohwert (Total Score)	25	30	35	40	45	50	60	
Normwert (Percentile Score)	0	10	25	50	75	90	100	Prozentrang
		-3	-2	-1	0	1	2	3	C – Wert
		20	30	40	50	60	70	80	T – Wert

Literatur

Ayres, A.J. (1989). SIPT Sensory Integration and Praxis Tests. Göttingen: Hogrefe.

Babtiste, S., Carswell, A., Law, M., McColl, M.A., Polatajko, H., Pollock, N. (2020). COPM Canadan Occupational Performance Measure. Idstein: Schulz Kirchner.

Badura, B., Siegrist, J. (2020). Evaluation im Gesundheitswesen. München: Juventa.

Beanamy, B.C. (1996). Developing Critical Reasoning Skills: Strategies for the Occupational Therapists. San Antonio: Therapy Skill Builders.

Benesch, M., Raab-Steiner E. (2012). Der Fragebogen. Wien: Facultas.

Bierbaumer, N., Schmidt, R.F. (2003). Biologische Psychologie. Heidelberg: Springer.

Brandes, R., Lang, F., Schmidt, R.F. (2019). Physiologie des Menschen. Heidelberg: Springer.

Broschmann, D., Kuchenbecker, J. (2016). Tafeln zur Prüfung des Farbensinnes. Stuttgart: Thieme Verlag.

Bundy, A.C., Fisher, A.G., Murray, E.A. (2018). Sensorische Integrationstherapie. Heidelberg: Springer.

Büttner, G., Dacheneder, W., Müller, C., Schneider, W., Hasselhorn, M. (2021). FEW-3 Frostigs Entwicklungstest der visuellen Wahrnehmung – 3. Göttingen: Hogrefe.

Deutsch, G., Springer, S.P. (1989). Links- Rechts- Gehirn. Heidelberg: Spektrum.

DIMDI (2020). ICD-10 GM. https://www.dimdi.de/static/de/klassifikationen/icd/icd-10-gm/kode-suche/htmlgm2020/ Zugegriffen: 06.11.2020.

DIMDI (2005). ICF. https://www.dimdi.de/static/de/klassifikationen/icf/icfhtml2005/ Zugegriffen: 06.11.2020.

Esser, G., Petermann, F. (2010). Entwicklungsdiagnostik. Göttingen: Hogrefe.

Etrich, K.U. (2000). Entwicklungsdiagnostik im Vorschulalter: Grundlagen- Verfahren- Neuentwicklungen- Screenings. Göttingen: Hogrefe.

Feiler, M. (2019). Professionelle und klinisches Reasoning in der Ergotherapie. Stuttgart: Thieme.

Hasomed (2019). Reha-Com 6.9. Magdeburg: Hasomed.

Heubrock, D., Eberl, I. Petermann, F. (2004). ATK Abzeichentest für Kinder. Göttingen: Hogrefe.

Higgs, J., Jones, M.A. (2008). Clinical Reasoning in the Helth Professions. Oxford: Butterworth Heinemann.

Hofmann, E., Löhle, M. (2016). Erfolgreich Lernen. Effiziente Lern- und Arbeitsstrategien für Schule, Studium und Beruf. Göttingen: Hogrefe.

Hollenweger, J., Kraus de Carmargo, O. (2013). ICF-CY: Internationale Klassifikation der Funktionsfähigkeit, Behinderung und Gesundheit bei Kindern und Jugendlichen. Göttingen: Huber.

Jessell, T.M., Kandel, E.R., Schwartz, J.H. (2012). Neurowissenschaften. Berlin: Spektrum.

Jörgens, S., Niedeggen, M. (2005). Visuelle Wahrnehmungsstörungen. Göttingen: Hogrefe.

Kallus, K.W. (2010). Erstellen von Fragebogen. Wien: Falcultas.

Kandel, E.R., Squire, L.R. (2000). Gedächtnis. Heidelberg: Spektrum.

Kiese-Himmel, C. (2003). TAKIWA Göttinger Entwicklungstest der Taktil Kinästhetischen Wahrnehmung. Göttingen: Hogrefe.

Kiphard, E.J. (2014). Wie weit ist ein Kind entwickelt? Eine Anleitung zur Entwicklungsüberprüfung. Dortmund: verlag modernes lernen.

Klemme, B., Siegmann, S. (2014). Clinical Reasoning. Leipzig: Thieme.

Knievel, J., Petermann, P., Tischlert, L. (2010). Nichtsprachliche Lernstörung. Göttingen: Hogrefe.

Largo, R.H. (2019). Babyjahre. München: Piper.

Leschnik, Andreas (2010). Trainingsprogramm für Kinder mit visuellen Wahrnehmungsstörungen. Dortmund: verlag modernes lernen.

Lichtenauer, N. Reif, M. (2018). Adlerauge Anyel: Neuropsychologisches Trainingsprogramm zur Förderung der visuellen Wahrnehmung bei Kindern 5–9 Jahren. Göttingen: Hogrefe.

Margraf-Stikrud, J. (2003). Entwicklungsdiagnostik. Bern: Huber.

Muth-Deidl, D., Petermann, F. (2008). Training für Kinder mit räumlich-konstruktiven Störungen. Göttingen: Hogrefe.

Netter, F.H. (1987). Nervensystem I und II. Stuttgart: Thieme.

Paulig, M., Prosiegel, M. (2002). Klinische Hirnanatomie. München: Pflaum.

Petermann, F. (1998). Methodische Grundlagen der Entwicklungspsychologie. Weinheim: Psychologie Union.

Petermann, F., Rudinger, G. (2002). Quantitative und qualitative Methoden in der Entwicklung Psychologie. Weinheim: Psychologie Union.

Petermann, F., Macha, T. (2005). Psychologische Tests für Kinderärzte. Göttingen: Hogrefe.

Petermann, F., Macha, T. (2008). Entwicklungsdiagnostik. Göttingen: Hogrefe.

Poustka, F., Remschmidt, H., Schmidt, M. (2017). Multiaxiales Klassifikationsschema für psychische Störungen des Kindes- und Jugendalters nach ICD-10. Göttingen: Hogrefe.

Preier, M. (2016). Optokin 3. Bischberg: Neurosoft.

Pschyrembel, W. (2017). Klinisches Wörterbuch. Berlin: de Gruyer.

Schuntermann, M.F. (2018). Einführung in die ICF. Landsberg: Ecomed.

Stich, H. (2009). Teilleistungsstörungen bei Einschulkindern. Kinder- und Jugendmedizin 2009.

Treismann, A., Julesz, B (1987). Merkmale und Gegenstände in der visuellen Verarbeitung. Heidelberg: Spektrum der Wissenschaft.

Vester, F. (1998). Denken, Lernen, Vergessen. München (dtv) 1998.

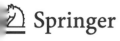
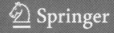

}essentials{

Andreas Leschnik

Aufmerksamkeit

Grundlagen, Clinical Reasoning
und Intervention im Kindes- und
Jugendalter

Springer

Printed in the United States
by Baker & Taylor Publisher Services